实用中医脉象及诊治歌诀详解

线　湧　著
王为向　整理

中医古籍出版社

图书在版编目（CIP）数据

实用中医脉象及诊治歌诀详解/缐湧著；王为向整理．－北京：中医古籍出版社，2011.2

ISBN 978－7－80174－953－6

Ⅰ.①实… Ⅱ.①缐…②王… Ⅲ.①脉象 Ⅳ.①R241.19

中国版本图书馆 CIP 数据核字（2011）第 012650 号

实用中医脉象及诊治歌诀详解

缐 湧 著 王为向 整理

责任编辑 贾萧荣
封面设计 陈 娟
出版发行 中医古籍出版社
社 址 北京东直门内南小街 16 号（100700）
印 刷 廊坊市恒泰印务有限公司
开 本 850mm×1168mm 1/32
印 张 9.625
字 数 190 千字
版 次 2011 年 2 月第 1 版 2014 年 1 月第 2 次印刷
ISBN 978－7－80174－953－6
定 价 18.00 元

作者简介

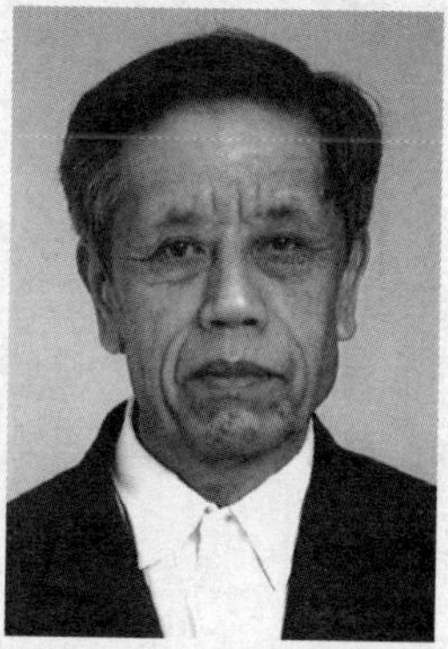

綵湧，男，出生于1934年，汉族，祖上随清军入关，编入镶黄旗，后定居于北京。

綵湧幼时患有哮喘，饱受病痛折磨，因常去看病，认识了不少中医，并深受他们影响。初中毕业后，其在父亲的鼓励下，考入北京卫生学院。23岁毕业后，分配到复兴医院，曾先后担任外科、内科、保健科主治医师。为提高医术，綵湧脱产两年进修中医，先后师从王鹏飞，周慕新等中医名家。1994年退休后，仍不忘造福乡里，曾先后独立，及与苏文翰，王耀中等名医合办“綵湧中西医结合诊所”、“北京东城苏文翰中医诊所”、“兴中中医诊所”。綵湧学贯中西，临床经验丰富，对基础理论、中医诊断造诣颇深。

2009年6月18日，綵湧因患癌症去世，终年75岁。

前　言

本歌诀通过简明、通俗的语言，来概括和诠释中医之四诊八纲、理法方药这一辨证论治体系，包括望、闻、问、切四诊和八纲、气血、脏腑、六淫、六经、卫气营血诸辨证方法，以及治法治则、遣方用药等各个层面的主要内容及其作用，以及各层次之间的对应关系，从而说明中医诊疗体系的科学性和完整性。为了更好地说明准确把握每一环节的重要性，还列举了一些笔者亲历的实例。实际上，每位中医临床医生尤其是经验丰富的老中医都会有很多这方面的体验和例证，这里不过是抛砖引玉而已。

本歌诀之写作宗旨，一方面可作为初学中医者之参考资料或补充读物，或可增加学习兴趣和提高学习效果。另一方面，也是为了通过这种人们喜闻乐见的形式，作为一种医学常识，向对中医感兴趣的社会各界人士进行宣传，使人们能够了解中医诊病治病的全过程，也使更多的人都能理解中医药学的原理及其科学内涵。而不会误解中医只是玄虚莫测、虚无飘渺或不可捉摸的一种方术。此外，也可以作为一般的科普宣传使人们了解一些中医药的基本知识，不致为一些新老江湖骗子所迷惑和欺骗。

当人类进入 21 世纪以后，世界开始重新审视东方传统文化，包括中医在养生保健和诊治疾病方面的重要作用及其巨大潜力。从这个意义上来说，我们除了以临床实效来显示中医的实力外，也应通过各种形式对外介绍和弘扬中华文化与中医科学。其中，如何将高深的中医理论以通俗的科普形式来表达，也是一项重要的工作。本歌诀也期望在这方面能起一点作用，尽管还很局限。

关于以歌诀或韵文形式表述中医学术内容，早在《黄帝内经》中的某些篇章中就已初具雏形。如：

《素问·四气调神大论篇》曰："春三月，此谓发陈，天地俱生，万物以荣。夜卧早起，广步于庭，被发缓形，以使志生。……秋三月，此谓容平，天气以急，地气以明。早卧早起，与鸡俱兴，使志安宁，以缓秋刑，收敛神气，使秋气平，无外其志，使肺气清。……"。《素问·至真要大论篇》曰："调气之方，必别阴阳，定其中外，各守其乡。内者内治，外者外治。微者调之，其次平之，盛者夺之，汗之下之，寒热温凉，衰之以属，随其攸利。谨道如法，万举万全，气血正平，长有天命。"

《伤寒论·平脉法》亦有近似歌诀的韵文，如："脉有三部，阴阳相乘，荣卫血气，在人体躬，呼吸出入。上下于中，因息游布，津液流通，随时动作，效象形容，春弦秋浮，冬沉夏洪，察色观脉，大小不同……"

至于宋·崔嘉彦之《四言举要》（明·李言闻删补），明·李时珍之《濒湖脉学》，龚廷贤之《药性歌括四百味》，清·汪昂之《汤头歌诀》，陈念祖之《医学三字经》等亦均采用歌诀形式，以其琅琅上口、通俗易懂和深入浅出，故颇受初学者和医学爱好者之欢迎。

余思在上述歌诀中，对于中医诊断学之四诊八纲、辨证论治方面，尚少用歌诀表述者，因而不揣冒昧，试为略述梗概，以期抛砖引玉，而略有助于中医科学之弘扬传播。唯笔者学识有限，难免有纰缪之处，且仅为简介，亦难免挂一漏万。即如四诊之中，除脉诊另有歌括补充外，余尚未能专论，因而失之简略。唯望医界前辈及同道不吝批评指正，或者更为宏编论述，则不胜感念企盼焉！

凡所论述，皆所亲经，或有未历，备注说明。

目　录

上篇　实用中医脉象歌诀详解

中篇　四诊八纲辨证论治歌诀详解

下篇　四诊与八纲等辨证体系对应表

附　　录

上篇

实用中医脉象歌诀详解

内容论点提要

一、本脉象歌诀依据《内经》《难经》《伤寒论》《脉经》《四言举要》《濒湖脉学》及《诊家正眼》等经典医著和脉学专著，并参考现代中医大家之脉象论述，结合笔者临床体会，对各种脉象进行比对和分析、归纳，原则是取其精华、去其冗余，其间或有不同论点或表述，则择善而从，唯以切合实际和临床实用为原则。

二、因本歌诀以切合临床实用为主，故首先揭开脉诊的神秘面纱，指出脉象的发现始自民间，源于临床实践，而不是在象牙之塔中编造出来的。只是在后来专业分工的基础上，不断总结经验，并上升为理论，写成文字，传之后世，才有了各种脉学著述。但是在这一过程中，也掺入了一些文人学者和有些儒医的主观想像，乃至牵强附会，把脉学说得很神秘，以致有些表述华而不实，脱离实际。本歌诀认为：临床实践是检验脉学理论的唯一标准，凡不能在临床实践中加以验证者，无论说得如何头头是道、妙笔生辉，也坚决予以摒弃，绝不敢人云亦云，以讹传讹、贻误后学。

三、本歌诀力求简明扼要、深入浅出地介绍中医各种脉象之体状特征及其生理、病理意义（即其科学内涵）。并力求琅琅上口、易于诵读。释文则详加解释其出处、生理病理意义及主病等。对有误解或争议之处，则详加讨论，予以更正，或提出质疑。

四、本歌诀在现行之28脉基础上，有所调整、增删。一是在原有脉象之外，依据《内经》乍疏乍数脉和几位现代中医大家关于滞脉的论述，增加了踉脉（暂名）和滞脉。另对结脉和促脉的定义依据《内》《难》经旨予以调整、更动，恢复了《内经》“促上击”脉的合法席位。而对牢、革二脉则予以删除，降级为沉实和弦芤之一般复合脉象。这种做法可能有些越矩，但从《内》《难》经原旨和临床实际出发，笔者觉得还是有此必要，不应在中医的脉象“周期表”上存在着空白，也不应让一般复合脉象占据基本脉象的席位。

五、对于脉象主病，本歌诀重视定性分析。至于定位诊断，主要是根据脉象的性质，如弦脉主肝，濡脉主脾等。涉及更具体病名，除少数病种如主动脉硬化或主动脉瓣闭锁不全导致脉压差大之脉促上击（水冲脉）等外，一般意义不大。至于左右寸、关、尺分属五脏六腑，并非《内经》本义（详见后文专论），且不论从科学理论上还是从临床实践上，都缺乏充分依据，纵有偶合，机率亦极低。过去有些中医前辈也对此执否定态度或提出置疑。故本歌诀坚决摒弃，未予采纳。并认为中医之脏腑定位诊断应以其他三诊为主，脉诊为辅，不应倚诸寸、关、尺分部主病。

实用中医脉象歌诀

【脉学源流】

切脉诊病，源于实践，日积月累，临床经验。
扁鹊仓公，起自民间，医术精湛，脉法流传。
脉法脉书，经脉尚孪，内经灵素，经脉始辨。
黄帝岐伯，对答问难，畅谈色脉，以探病源。
详询病史，卒持批判，五过四失，圣训昭然。
阐述经旨，难经拓展，神圣工巧，四诊备焉。
三部九候，古今衍变，由博反约，寸口独断。
寸关尺部，浮中沉探，生命信息，载体蕴涵。
难经功殊，亦有缺憾，三部分主，上中下焦。
后世因之，引申更远，分属脏腑，误导千年。
伤寒论著，脉证合参，辨证论治，从此开端。
平脉辨脉，伤寒开篇，阴阳十脉，六贼脉患。
肾沉心洪，肺浮肝弦，既合经旨，又符实践。
太医叔和，脉经编撰，诸脉形名，序列始建。
唯谓六部，脏腑分牵，忽证专脉，经旨乖远。
引述庞杂，单脉转繁，经脉重淆，功过参半。
或曰分属，源于灵素，细审原书，实指尺肤。
四言举要，源于嘉彦，言闻删补，濒湖流传。
脉象体状，琅琅成诵，论脉主病，整理编撰。

濒湖脉学，精简删繁，表述生动，分部难验。
诊家正眼，深语重证，心速心衰，疾脉乃生。
脉诊便读，张氏奋笔，只为切脉，一生抑郁。
脉学发微，重实轻名，证主脉辅，返璞内经。
任应秋氏，脉学批判，晚年反思，恐违先贤。
脉书纷繁，精冗相间，去粗取精，学子当辨。
真理标准，实践检验，真则相合，伪则无验。

【脉诊原理】

寸口血脉，即桡动脉，深部穿出，沿肌上骨。
中间高骨，西称桡突，其脉曰关，寸仰尺俯。
寸脉近肤，其脉自浮，尺脉位深，脉自沉伏。
三部特点，纯属自然，分列脏腑，后人臆断。
瘦人脉浅，脉位偏浮，胖人脉深，脉位多沉。
小儿脉数，女性偏沉，妊娠脉滑，皆有其因。
脉为血脉，与心相连，周流全身，血液循环。
心主血脉，动力源泉，心力强弱，脉亦应焉。
肺主呼吸，宗气存焉，肺朝百脉，气血交换。
肺又主表，外感浮现，伴寒热虚，兼脉另见。
脾主运化，营养贡献，化为胃气，生机盎然。
脾又主湿，与脉相关，脾不运湿，脉濡或缓。
肝主疏泄，气机情感，肝气条达，脉象和缓。
肝郁不舒，滞脉常见，肝阳上亢，血急脉弦。
肾主藏精，元气存焉，肾充脉稳，肾虚沉弱。
阴虚内热，脉弦细数，阳虚畏寒，脉弱迟缓。

此皆医理，并无虚玄，愈繁愈晦，愈玄愈诞。
大道至简，脉理亦然，经旨烛照，真伪自辨。

【脉象分论】

内经52，脉经24，濒湖27，28正眼。
总约30，脉象认辨，三指诊候，佐证合参。
健康平脉，柔韧和缓，气血畅通，脏腑偕安。
其余脉象，各有名衔，浮沉迟数，四大主线。
浮脉主表，轻手即现，病在卫气，三阳经见。
浮紧风寒，脉流急湍，散寒解表，邪去正安。
浮数风热，上焦病显，银翘桑菊，风清热散。
浮洪如钩，来盛去悠，热盛阳明，白虎汤求。
浮虚表虚，热后汗漓，扶脾益气，六君、牡蛎。
芤脉如葱，有边无中，急证失血，止补疏衡。
沉脉主里，重按始著，无力主虚，有力实属。
伏脉极沉，推筋着骨，无力气微，有力邪伏。
弱脉无力，气血亏虚，四君四物，补中益气。
濡脉质软，脾虚湿伏，健脾利湿，参苓白术。
细脉径细，不论其余，有力阴虚，无力血虚。
微脉气微，弱而极细，沉候可见，浮候反稀。
迟脉主寒，一息至三，有力痼冷，无力虚寒。
缓脉较缓，四至一息，和为平脉，怠属脾虚。
数脉主热，一息六搏，浮表沉里，虚实力度（dúo）。
疾脉急疾，七八一息，热极阴竭，心力衰虚。
滑脉圆滑，往来流利，热或痰饮，贫血营亏。

平滑柔和，则属健脉，妊娠三月，生理信息。
弦脉劲硬，如张弓弦，肝阳上亢，或为痰喘。
涩脉艰涩，血脉滞瘀，化瘀活血，虚加益气。
滞脉之名，不见经传，微弦微涩，亚健康验。
浊脉黏腻，厚味之弊，饮食宜节，素质另议。
实脉里实，气血壅滞，亢奋狂躁，邪正胶织。
长脉迢迢，如循竿梢，气血平和，寿脉征兆。
短脉绌绌，寸尺不足，主气阴虚，“瓣窄”尤著。
紧因风寒，筋脉拘挛，浮表沉里，剧痛亦见。
动脉主惊，或见乍崩，厥厥动摇，多现关中。
结促二脉，并称千年，揆诸经旨，原属错案。
结脉名实，早见内难，时止复还，不限来缓。
今当正名，返璞还原，兼缓兼数，作复脉观。
脉促上击，内经实名，突升迅落，缺乏缓冲。
脉压差大，动脉硬化，金色时光，调护有加。
代脉律缺，止不复还，阴盛阳衰，气血虚寒。
乍疏乍数，乍强乍弱，脉搏踉跄，安危牵度(dúo)。
散脉势危，极虚散漫，飘浮无根，筝线欲断。
脉乱极微，良久一现，十怪七绝，濒危凶险。
革牢二脉，建议删削，芤弦沉实，足可涵包。
以上大略，仅供参考，四诊合参，临证详瞧。

实用中医脉象歌诀（释文）

【脉学源流】

切脉诊病，源于实践，日积月累，临床经验。

关于脉诊的起源，虽然脉诊见载于各种经典医著，但是溯本求源，还是在人类进化过程中，通过民间一代代人的日常生活观察和临床体验，在看护和诊疗病人的实践中得知的。随着语言文字的出现及社会的职业分工，才出现了专业的或兼职的医生，并有了书面的记载。最后经过整理、研究，才形成了中医特有的脉学理论，成为四诊方法之一。总之，脉诊源于实践，故亦必须接受实践的检验，不应将其作为花瓶来欣赏和供奉。

扁鹊仓公，起自民间，医术精湛，脉法流传。

公元前春秋时期的民间医生扁鹊，以精湛医术闻名于世，尤以脉诊见长。曾周游各国，诊治过很多疑难疾病。后为秦太医嫉妒而遭暗害。其后有公乘阳庆及仓公淳于意等传其术。《史记》专为扁鹊仓公立传，说明对其非常尊重。这种独特的诊病方法，经过历代传承，一直保留到今天，属于我国原创医学科学——中医学的重要组成部分，具有很高的科学价值和实用价值。而且经过现代对各种脉象的分析，已经揭示了其中的奥秘，指出各种脉象的生理病理意义，说明古老的传统医学与现代科学并非水火不相容，而是可以互相沟通的。用句现代语言来说，也完全能够与世界高层医学接轨。唯有知识浅薄，只略知中、西医学皮毛者，才会蔑视或鄙视中医，适以证明其无知。当然，与任何科学技术一样，脉诊也并非万能，而只是四诊之一。对于这一点，真正有学识的中医包括《濒湖脉学》作者李时珍也均有正确的评估。

《脉法》《脉书》，经脉尚孪，内经灵素，经脉始辨。

从长沙马王堆出土之汉帛《脉法》及张家山出土之汉简《脉书》中可知，当时对中医之经络与脉搏尚处于“混合编制”阶段，合称为经脉。如在《足臂十一脉灸经》中之“是动则病”。和论述脉法中之“夫脉固有动者，骭之少阴，臂之钜阴、少阴，是主动，疾则病。”皆是。在《灵枢·经脉》篇中还保存了上述的内容，但同时又提出了另一种与经络无关的人迎、寸口之对比脉诊法，较前者进了一大步。而在其他《灵枢》《素问》篇章中，更直接提出了脉诊方法，进行专题阐述。从此脉诊脱离了经络而独立，被列为四诊之一，并构成了一个独特的诊法体系，成为中医诊病之一大特色。

黄帝岐伯，对答问难，畅谈色脉，以探病源。

《内经》（包括《灵枢》《素问》）主要以黄帝、岐伯对答形式来讲述中医学内容，其中也包括脉诊。如《素问·移精变气论篇》：“帝曰：余欲临病人，观死生，决嫌疑，欲知其要，如日月光，可得闻乎？岐伯曰：色脉者，上帝之所贵也，先师之所传也。上古使僦贷季，理色脉而通神明，……”《灵枢·邪气藏府病形》篇曰“黄帝问于岐伯曰：余闻之，见其色，知其病，命曰明；按其脉，知其病，命曰神；问其病，知其处，命曰工。余愿闻见而知之，按而得之，问而极之，为之奈何？岐伯答曰：夫色脉与尺（按：此处之尺乃指尺肤）之相应也，如桴鼓影响之相应也，不得相失也，此亦本末根叶之出候也，故根死则叶枯矣。色脉形肉不得相失也，故知一则为工，知二则为神，知三则神且明矣。”同篇又曰：“黄帝曰：色脉已定，别之奈何？岐伯曰：调其脉之缓、急、小、大、滑、涩，而病变定矣。”在《素问·五藏生成篇》中则曰：“夫脉之小、大、滑、涩、浮、沉，可以指别。”另在《脉要精微论篇》中曰：“切脉动静而视精明”，“夫脉者，血之府也，长则气治，短则气病，数则烦心，大则病进。”在《三部九候论篇》和《平人气象论篇》中，更作为专题进行论述。由此可见，在《内经》成书时期，脉诊已作为一种常用诊法，在中医临床诊病中占有了重要的地位。

可以说，在现行之28脉中，除个别脉象如芤、牢脉外，其他脉象名称在《内经》中均已具备，只是有的脉象之涵义与后世有所不同。此外，还有几个重要脉象，在《内经》中已然提出，而为后世遗忘者，如“脉促上击”、“乍疏乍数”、“乍大乍小”等。总之，可以说：脉象学之始祖本于《内经》，是毫不夸张的。

中西医汇通先驱恽铁樵先生对于《内经》在脉学中之地位有很高评价。他认为《内经》言脉简单明了，切合实用，且密切联系四时、脏腑、病证，而不独言脉象。亦未如后世脉书单纯以脉象名称去推测病证，因此认为：讲述中医脉学，应以《内经》为正宗。

详询病史，卒持批判，五过四失，圣训昭然。

《黄帝内经》对于如何诊病及脉诊在诊法中之位置有明确的见解。即主张望、闻、问、切四诊合参，反对单纯炫耀脉诊。如在《内经素问·阴阳应象大论篇》曰："善诊者，察色按脉，先别阴阳。审清浊，而知部分；视喘息，听声音，而知所苦；观权衡规矩，而知病所主；按尺寸（按：此处之尺是指尺肤诊法，寸是指寸口脉诊），观浮沉滑涩，而知病所生，以治无过，以诊则不失矣。"《素问·移精变气论篇》曰："帝曰：余欲临病人，观死生，决嫌疑，欲知其要，如日月光，可得闻乎？岐伯曰：色脉者，上帝之所贵也，先师之所传也。上古使僦贷季，理色脉而通神明，……""帝曰：余闻其要于夫子矣，夫子言不离色脉，此余之所知也。岐伯曰：治之极于一。帝曰：何谓一？岐伯曰：一者因得之。帝曰：奈何？岐伯曰：闭户塞牖，系之病者，数问其情，以从其意。"《素问·疏五过论篇》曰："凡欲诊病者，必问饮食居处，暴乐暴苦，始乐后苦，皆伤精气，精气竭绝，形体毁沮。暴怒伤阴，暴喜伤阳，厥气上行，满脉去形。愚医治之，不知补泻，不知病情，精华日脱，邪气乃并，此治之二过也。"《素问·徵四失论篇》曰："诊病不问其始，忧患饮食之失节，起居之过度，或伤于毒，不先言此，卒持寸口，何病能中，妄言作名，为粗所穷，此治之四失也。”

由上述《内经》经文可见，《内经》是非常重视四诊合参的，将其提高到“卒持寸口”是妄言作名的高度来批判，真是振聋发聩。可惜后世有些人忽视甚至违背了这一经旨，这是必须加以明确的。

阐述经旨，《难经》拓展，神圣工巧，四诊备焉。

《难经》传承了《内经》的学术思想和诊治方法，并有所发展和创新。尤其是对于四诊的形成，起到了很好的继承、发展和巩固、筑基作用。如《第六十一难》曰：“经言：望而知之，谓之神，闻而知之，谓之圣，问而知之，谓之工，切脉而知之，谓之巧，何谓也？然，望而知之者，望见其五色，以知其病。闻而知之者，闻其五音，以别其病。问而知之者，问其所欲五味，以知其病所起所在也。切脉而知之者，诊其寸口，视其虚实，以知其病，病在何藏府也。”（按：确定病在何脏腑不能单靠切脉，而应四诊合参，始为全面。）至此，望、闻、问、切四诊已经作为一个诊病纲领和体系，被记录下来，载入经典医著。

三部九候，古今衍变，由博反约，寸口独断；

寸关尺部，浮中沉探，生命信息，载体蕴涵。

关于脉诊之三部九候，古今所指不同。《内经·素问》中之三部九候诊法为：上部天地人指两额、两颊及耳前之颞、面及耳前动脉，中部天地人指寸口、合谷及神门处之桡、尺动脉，下部天地人指足五里、冲阳、太溪等处之股、足背及胫后动脉。但自《难经》以后，逐渐独取腕部之寸口，即桡动脉，并将其细化为寸、关、尺三个部位和浮、中、沉三个层次，合为三部九候，取代了原来的遍身脉诊法。并一直流传至今。

上述脉诊衍化过程是在《难经》中完成的，这是一次大胆的革新，从此奠定了中医以寸口之三部九候诊脉的程式。虽然仅仅是一寸长的动脉脉搏，却承载着一定的生命信息，从中可以诊察出人体的一些生理病理变化，并作为中医临床诊病的一项重要指标和客观依据。

《难经》功殊，亦有缺憾，三部分主，上中下恹。

后世因之，引申更远，分属脏腑，误导千年。

《难经》虽然对奠定寸关尺及浮中沉之三部九候脉诊法，有很大贡献，但也有其不足之处，如在《十八难》中，于讲述三部九候之后，即曰："上部法天，主胸以上至头之有疾也。中部法人，主膈以上至齐之有疾也。下部法地，主齐以下至足之有疾也。"这种分部主病的论点实际上并无任何临床依据。后来《脉经》根据《脉法赞》（按：该赞出处不详），在此基础上将上部细化为心、肺，中部细化为肝、脾，下部细化为两肾，并联系"心与小肠相表里"等。进而扩展至六腑。从此一直被当作经典理论供奉，流传了一千多年。直到今天，仍难以消除其影响，而继续占据着一席之位。谚云："偏见比无知更可怕"，此亦其一端乎？

《伤寒论》著：脉证合参，辨证论治，从此开端。

汉末张仲景著《伤寒杂病论》，针对六经各病，提出脉证并治，亦即脉证合参，并提出相应治法，实开中医辨证论治体系之先河，或称为先驱，均不为过。

平脉辨脉，伤寒开篇，阴阳十脉，六贼脉患。

肾沉心洪，肺浮肝弦，既合经旨，又符实践。

《伤寒论》之开篇，有《辨脉法》和《平脉法》，但经考证此二篇为王叔和整理《伤寒论》时所加，一般都认为是王叔和在仲景原文的基础上加以缀联而成。其中既有脉学理论，又有一些生动的临证实例。

篇中将十种常见脉象分为阴阳两类，即大、浮、数、动、滑为阳，沉、涩、弱、弦、微为阴。所列脉性基本相符，但弦脉似应属阳，因肝阳上亢多见弦脉也。篇中又称弦、紧、浮、滑、沉、涩之脉为残贼，能为诸脉作病。文中还谈到诊脉要参考病人的体质，如："师曰：脉，肥人责浮，瘦人责沉。肥人当沉，今反浮；瘦人当浮，今反沉，故责之。"篇中还有一些心理医学分析，为判断作病时的患者表情等，介绍了著者的临床经验，都是很切合实际的。

值得注意的是，两篇脉论中并无左右寸关尺分属脏腑之说，而只有肾沉、心洪、肺浮、肝弦，即以脉位深浅及脉之体状来判断脏象功能属性，这较后世王（叔和）、李（濒湖父子）之以六部分属脏腑之说更为科学和符合实际，同时也符合经旨。如肾虚体弱患者脉象确实多沉，而心主血脉，心搏有力则脉洪大。肺主皮毛及一身之表，外邪袭表则脉浮。肝主疏泄和气机，肝阳上亢则脉弦。此种表述简明确切，较后世之左寸主心、右寸主肺，左关主肝、右关主脾等不实之论有根本区别，盖后者乃属《黄帝内经》所批判之“妄言作名”者也。

太医叔和，《脉经》编撰，诸脉形名，序列始建。

晋太医令王叔和，收集整理张仲景之《伤寒杂病论》，又整理编撰了我国第一部以脉诊为主的诊断学专著《脉经》，确实功不可没。其中《脉经》一书实际上是把几乎整个《伤寒杂病论》，及《内经》《难经》等书中有关脉诊及其他一些诊法的内容都囊括或拆分、揉合了进去，内容很庞杂。但在第一篇《脉形状指下秘诀》中却非常简要地列举了24种脉象之名称及体形特征，从此为脉象各论奠定了基础，是全书之核心部分，这是《脉经》的主要功绩。

唯谓六部，脏腑分牵，忽证专脉，经旨乖远。

引述庞杂，单脉转繁，经脉重淆，功过参半。

但是《脉经》也存在着几个严重的失误。

一是：引用《脉法赞》（按：该赞出处不明），把左右寸、关、尺分属五脏。又引用《脉二十四气事》（该文出处亦不详），将六部分属扩大到六腑。其实这完全是一种主观臆断，不论从结构上还是从功能上均找不出其中有何关联，更重要的是在临证诊病时并不能得到验证。偶尔巧合，机率也很低。往往只是勉强解释，并不能真正指导诊疗实践。而由于王氏的误导，把后世众多医界学子引入了死角，甚至穷经皓首仍不得要领。故医谚曰：“熟读王叔和，不如临证多。”诚为经验之谈。

二是：片面强调脉诊的作用，而对于四诊合参的中医理念避而不谈。这就造成了一种假象，似乎脉诊万能。其实脉诊只是四诊当中的一个重要组成部分，只有四诊合参才能形成合力，从而更准确地进行辨证论治。

三是：《脉经》中多处将脉象与脏腑及十二经络的名称联系到一起。比如讲肝病和肝脉时，就均说是肝足厥阴病证。从表面上看，更增了古朴的感觉，其实是画蛇添足，反增读者迷惑。中医的脏象与经络学或针灸学之十二经并无直接关联。而且《内经》把脉诊从经络中独立分出（以前常合称经脉）是中医脉诊学的一大进步。而《脉经》又把二者重新拉回到一起，应该说是一种退步。吾人只需根据近些年出土之汉帛、汉简，对照其中的《脉法》《脉书》，就可看出《内经》已较之更为发展、细化了，没有必要再来故弄玄虚。

四是：《脉经》将一些原本简单的脉象，又附加了许多限定语，因而造成了误解，并限制了这些脉象的临床应用。例如软（濡）脉原本就是柔软的意思，而《脉经》又增加了浮、细之限定语。涩脉在《内经》中已被列为最常见脉象之一，而《脉经》却将其附加以细、迟两个条件。同时又以“一曰”的名义滋生出了浮、短、止、散以及“或一止复来”等附加条件，因而使涩脉成了很难见到的少见脉象，极大地限制了其临床应用。直到一千年后，元代著名医家朱丹溪在《丹溪心法》中都说：“脉之状不一，大率多兼见之。其间最难体认者濇脉也。最难调治者弦脉也。涩脉细而迟，往来难且散，又曰短而止。……”，其实涩脉在《内经》中只是相对于滑脉之一种滞涩不光滑之单脉而已，如果有其他兼脉，也只需临时另加即可，怎能将定义限制得如此苛刻、复杂，以致鼎鼎大名的医家均感到最难体认，其他普通医生和学子更可想而知。由此可见《脉经》流毒之深！

五是：《脉经》将大段甚至成篇之古医书，包括《内》《难》《伤寒》以及其他不明出处的古典医书，不管其有无实用价值，均拆分开来，纳入自己设计的庞杂框架体系。致令读者眼花缭乱，如坠十里雾中。而对于真正有实际指导意义的内容，如详询病史、四诊合参以及对“卒持寸口”的批判等，则讳莫如深，不予收载，使读者看不到经旨全貌。（人们只能从中看到《脉经》的经旨，即左、右寸关尺分属五脏六腑及脉诊全能，而看不到真正的《内经》经旨。）正如明·徐春圃在《古今医统》中对其评论为：“叔和，晋人也。自有《脉经》，尚复牴牾，大段古书，难尽信也。”可谓一语中的。又因其引用的都是古典经文，本身书名也称为《脉经》，以致人们不敢对其加以置疑和批判。正是这种偷梁换柱的方法，使《脉经》的缺点错误一直不能得到纠正。

此外，《脉经》将原来内、难二经中之“结动”和“脉来去时一止，无定数。”又加上“脉来缓”和“脉来数”两个附加条件，并分别命名为结、促二脉，其实完全无此必要。而对原来《内经》中之“促上击”脉和“乍疏乍数、乍迟乍疾”脉象，则忽略未录，故为后世中医脉学留下了两项空白。由于《脉经》存在着以上严重错误或缺陷，因此，对于《脉经》的评价只能是功过参半。

或曰分属，源于灵素，细审原书，实指尺肤。

需要澄清的是，后世自明代以后常将左、右寸关尺分属脏腑的源头归于《内经》，亦即《素问·脉要精微论篇》之“尺内两傍，则季胁也，尺外以候肾，尺里以候腹。中附上，左外以候肝，内以候鬲；右外以候胃，内以候脾。上附上，右外以候肺，内以候胸中；左外以候心，内以候膻中。……”认为上附上即是指两寸，中附上即指两关，尺内两傍即指两尺。例如明代医家徐春圃、马莳、张景岳、李中梓和清代医家陈修园等皆持此说，但实际上《内经》中所指乃是尺肤诊法。即从寸口脉至肘横纹间之肌肤触诊法，根据其寒热、滑涩、缓急、坚弱，来推断人体相应的生理病理变化。《灵枢·论疾诊尺》篇对此有专题论述。原文曰：“黄帝问于岐伯曰：余欲无视色持脉，独调其尺，以言其病，从外知内。为之奈何？岐伯曰：审其尺之缓急、小大、滑涩，肉之坚脆，而病形定矣。”《内经·素问》亦有多处述及。其实早在王冰之《内经·素问》注文中即曰：“尺内，谓尺泽之内也。两傍，各谓尺之外侧也。”日本医家丹波元简亦注曰：“此即诊尺肤之部位。”现代程士德主编，王洪图、鲁兆麟编之《素问注释汇粹》注曰：“据《内经》无寸关尺三部脉的记载，而《素问·平人气象论》有‘尺热’、‘尺寒’，《灵枢·论疾诊尺篇》有‘尺肤泽’等文，故当以王冰、丹波元简注为是。‘尺内’，指肘内侧近尺泽穴处。‘两傍’，指外近曲池穴，内近少海穴处。”

至于尺肤诊法之实际操作运用，及其医学价值评估等，那就是另外一个课题了。

由于部分医家对《内经》尺肤的误解、误注，更提高了左、右寸关尺分属脏腑臆断的权威性，使之牢不可破，无人敢再反驳，而真正施用于临证诊病，则十有八九均得不到验证。由此而带来的思想混乱，至今未能清除。故必须加以澄清，方能溯本清源。

或问曰：既然谓其为尺肤，为何不放在《灵枢·论疾诊尺》篇，而反放在专论脉诊之《素问·脉要精微论篇》？对此，笔者认为《黄帝内经》包括《灵枢》《素问》，是一部综合性医书，其中可能包括了多家的著述，内容亦很杂，有时一篇之中包容了好几个主题。有时上、下句之间就是两个完全不同的主题。例如《素问·三部九候论》虽然主要是讲脉诊，但其中也有不属脉诊的内容，例如“以左手足上去踝五寸按之，庶右手足当踝而弹之，……”一段表述，就不属脉诊内容而是一种特殊的神经反射诊法，相类于现代医学之踝阵挛，但却被插在了脉诊法中间。（笔者对此诊法有专题考证报告。）

附：内经尺肤诊与后世脉诊之分部比较
（尺肤诊图选自《素问注释汇粹》）

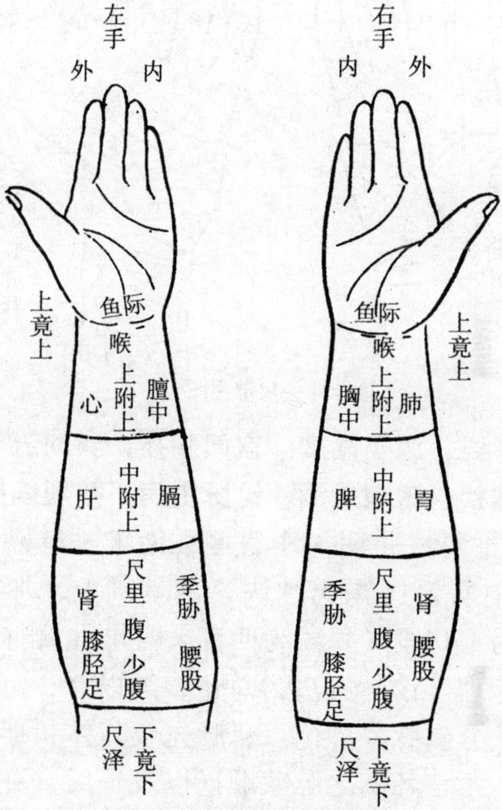

尺肤切诊部位示意图

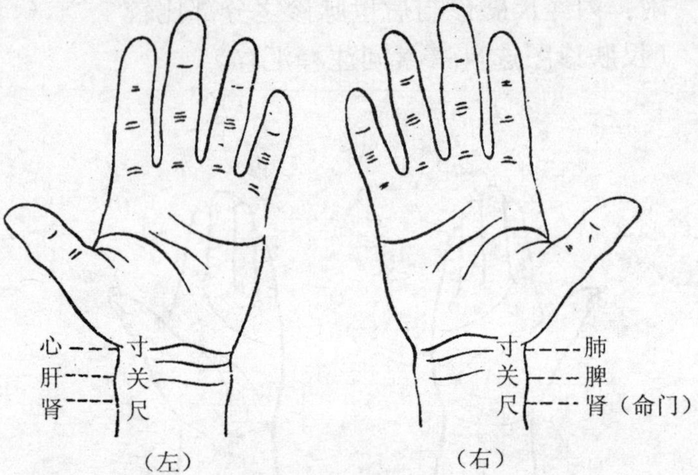

诊脉寸关尺部位图

四言举要，源于嘉彦，言闻删补，濒湖流传。

脉象体状，琅琅成诵，论脉主病，整理编撰。

《四言举要》是明·李言闻在南宋·崔嘉彦之三传弟子张道中所著《崔氏脉诀》的基础上，加以删补而成。原书为170段（每段为四言×四句），删补后为132段。先叙脉理及诊脉方法为总论，继以浮、沉、迟、数四脉为纲，分叙脉象各论。每脉先叙其体状形象，次言各脉主病，再言各病之脉象顺逆以及预后，并对妇、儿脉象特点加以介绍，最后介绍奇经八脉及各种危脉。由上可见本书条理及层次比较清晰，较之《脉经》的庞杂繁冗更接近实用，尤其对各种脉象的体状形容生动，琅琅成诵，深受学子欢迎。

但是，该书也有一些缺点。第一：过于强调以脉断病，忽视了详询病史及四诊合参，把原来《崔氏脉诀》中的相应内容也删掉了。例如：原文在讲到脉诊之重要地位的同时，也指出并非绝对，而应具体分析，“即脉求病，病无不明，病参之脉，可决生死。然有应病，有不相应，此最宜详，不可执定。”文字虽不多，但指出了对脉诊要一分为二地进行全面分析。又如：原文认为诊脉要因人而异，注意个体差异，“人有肥瘦，修长侏儒，肥沉瘦浮，短促长疏，各分诊法，不可一途。”但这些重要的话都被删去了。这种重脉轻证的思想理念是与《脉经》一脉相承的。

第二：《四言举要》以浮、沉、迟、数四脉为纲，分类过于简单，如：把濡、微二脉划入浮部，其实此二脉更多见于沉部。另把实脉划入沉部，其实是浮沉皆得。又把细、涩划入沉部，这些均属于人为分类，而并非反映客观实际。其不良后果是：当上述脉象不在“指定部位”出现时，（例如出现沉濡或沉微脉象时），临证医生便陷入了困惑，不知应如何来表述。其实这些脉象自有其本身的品性，而与浮、沉并无直接关联。勉强挂靠就把原来一些单脉加上了限定语，变成了复合脉象。既违反了客观规律，又限制了其临床应用。

第三：《崔氏脉诀》中原有：“乍大乍小，乍长乍短，此皆邪脉，神志昏乱。”按此脉源于《内》《难》。《素问·三部九候论》曰：“其脉乍疏乍数、乍迟乍疾者，日乘四季死。”《灵枢·根结》篇曰：“予之短期者，乍数乍疏也。”《难经·七难》曰：“经言少阳之至，乍小乍大，乍短乍长。”这是一种相对少见，但却很重要的脉象，相当于现代医学中之心房颤动脉象。此脉分代偿型和失代偿型两种，前者脉律虽然紊乱，但脉率尚在正常范围之内，后者则脉率快速，很快出现心力衰竭，而有生命危险。故《内经》曰：“予之短期”或“日乘四季死。”《崔氏脉诀》则描述了其因心衰致大脑缺氧后之神经系统症状。李氏删去此条，说明未曾遇到过此脉，或虽遇到过但却未细心体察而忽略了过去。

第四：《四言举要》中之奇经八脉部分，为《崔氏脉诀》中所无，而为李氏后加。按所谓奇经八脉主要是指十二经络以外的一些经络，其实与脉诊并无什么关联，勉强介入只能徒增繁冗，而对诊病疗疾并无补益。

濒湖脉学，精简删繁，表述生动，分部难验。

明·李时珍在其父之《四言举要》的基础上，撷取其各论部分，精简删繁，改编成七言歌诀，连同《四言举要》合称《濒湖脉学》。其中七言歌诀部分，列举常见之27种脉象，每脉先简介各家之文献表述，次列体状诗、相类诗及主病诗、分部诗。通篇简明扼要，歌诀形象生动，深受广大学子及医界的青睐。对推广、传播脉学知识起到了很好的启蒙作用。笔者学习脉学也主要是从《濒湖脉学》开始的。然而不足的是，歌诀中还保留了寸关尺分部主病的不实内容。但《濒湖》在这里没有完全依据左、右寸关尺分主脏腑的论断，而是采用了《难经》中分属人体上、中、下以胸膈和脐部为界的论点，再加以具体化。孰不知，《难经》的这种记述，本身也缺乏临床验证和客观依据，而是出于推理和主观想像，故《濒湖脉学》之分部主病，只能是错上加错。此外，在总的主病诗中，也有一部分具体病名难以在临床上得到普遍验证。

可以说，《濒湖脉学》是发扬了《四言举要》的优点，也延续了《脉经》以来分部主病和将简单脉象复杂化的缺点。这在当时强调尊师重道和《脉经》已经取代《内经》而被神化的历史条件下，是可以理解的。因此，尽管有此缺点，总的说来《濒湖脉学》还是一本好书。吾人只要能够正确分析和认识就是了。

诊家正眼，深谙重证，心速心衰，疾脉乃生。

《诊家正眼》为明代医家李中梓所著。他在《濒湖脉学》之27脉的基础上，又增加了一项疾脉，主要见于伤寒热极或阴髓下竭、阳光上亢，有日无月等危重病症。

脉诊便读，张氏奋笔，只为切脉，一生抑郁。

晚清医家张秉成，一生行医，尤其注重培养学子，著有《本草便读》，刊行于世。另著有《脉诊便读》，因书中严肃地批判了自王叔和《脉经》以来之以两手寸关尺分属脏腑之错误，及其对中医诊疗带来的负面影响，故书成后一直未敢问世，深恐不合时宜，及“恐持一己之见，有乖先哲，永为医林之罪人。”直到晚年衰病日臻，“方命儿辈抄订成书，起质同志一展胸中怀抱。”由此可见以左、右寸关尺分属脏腑这一错误论断，给后世医家带来多大的思想禁锢和心理伤害。

脉学发微，重实轻名，证主脉辅，返璞内经。

民国时期著名医家恽铁樵，曾创办中医函授学校，他一方面反对余云岫等人否定中医的民族虚无主义态度，据理批驳，同时又有志于沟通中西医的学术，是中西汇通派的重要人物之一。他著有《脉学发微》一书，书中从《内经》和《伤寒论》之色脉、脉证合参以及四诊合参的视角，对《脉经》以来之把脉象复杂化的重名轻实的做法和单纯以脉断病的误导持否定态度，主张恢复《内经》的简单明了，如大、小、滑、涩、坚、软、长、短，皆无费解之处。提出欲废王李脉学而崇《内经》。虽然语较偏激，但也确实点出了《脉经》背离了《内经》经旨之要害。吾人不可因其语词偏激而废其言也。事实上，如果说张、恽等批评《脉经》是“离经叛道”，那么王叔和之《脉经》背离《内经》经旨又当作何说？无论从医学科学的角度还是从学术民主的角度，均不能唯我独尊和欺上压下。

附：恽铁樵先生论脉：脉之概论

脉搏为人身血管之跳动，脉学乃医者指端之触觉。病证不同，脉动亦不同。乃根于病证之不同，脉学之真正意义，在于辨别不同之脉搏，以推测不同之病证。而脉学从入之途，乃由不同之症状，以理会不同之脉搏。而其所以能辨别脉搏，则全赖指端之触觉。准此以谈，则脉学之步骤如下：第一，当认定脉动之触觉是脉学，弗误认脉动之名词是脉学。第二，当先知病证吉凶祸福之大略，本种种不同之病证，合之吾人触觉种种之脉动。弗妄谈脉动名词，以推测病证。第二步，以所研求而知之脉象，合所见之病证，参互错综，以推断病之缓急深浅。弗误认脉学为推测疾病之唯一工具。

古人以浮沉迟数为脉之四纲，自以为所言不误。后人宗之，亦以为论脉舍此无由。其实弗思之甚。盖认浮沉迟数为脉学从入之门，不自知其孤陋肤浅。何以故？因不认触觉为脉学故，不知从病证以理会脉象故。此非无谓之争，委有绝大关系。

指端之触物，犹舌本之感味，舌之于味曰尝，指之于脉曰诊，味之名曰甜酸苦辣咸。犹之脉之名曰大浮动数滑，或沉涩弱弦微。然舌之于味。简单者可名。复杂者不可名。例如醋酸，糖甜，盐咸，黄连苦，此可名也。陈皮梅酸而甜，酱生姜咸而辣，则无得而名之，无从为之名，直谓之陈皮梅之味，酱生姜之味，又显别者可名，类似者不可名，例如冰糖甜，沙糖亦甜，而沙糖之甜，绝非冰糖之甜，无从为之名以示分别。则直谓之冰糖之甜，沙糖之甜。如此者以尝为主，不唯名为主。如以名为主，必就甜酸苦辣之名词而加以界说，与实际已不易吻合。若陈皮梅之味，界说若何；冰糖沙糖之甜，区别若何；则言语文字皆穷，不可得而名也。脉学亦如此。故治脉学，当以诊为主。不当以名为主，故内经曰：春弦、夏钩、秋毛、冬石，非谓弦为春脉，钩为夏脉。谓诊无病人之脉。春之时异于其他三时，无以名之，名之曰弦。夏之时异于其他三时，无以名之，名之曰钩。弦钩毛石名也，名者实之宾也。唯其名处宾位，故内经之言脉，以四时为主。盖内经言脉，无有离四时藏府病证而独言者。而其所定之名，皆极简单，如大小滑涩坚软长短，无有甚费解处。其有自我辈视之稍费解者，如弦钩毛石，然其上乃系以春夏秋冬，则虽不得确解，竟不求甚解可也。何以故？以名处宾位，等于记号故。

现今医家视为最高者，为叔和脉经，为濒湖脉学。皆从名上着笔，千言万语，愈说愈离，卒使读其书者，反不能喻其意。一病人之脉，五医生诊之，甲曰弦，乙曰滑，丙曰紧，决不能不谋而合。故吾欲废王李脉学而宗《内经》。盖不如此，不足以得脉之实用。今日飘摇风雨之中医学，欲为之存亡继绝，先当辟谬。凡徒便口给，无益实用，与自讳自文自炫为媒之物，非严绝屏除不可也。

本篇开卷，即不言脉而言病状，使学者就所著之症象，以测言不由衷之深浅险夷。为法至便。为效至良。然吾之为此，乃为学者制造一种治脉学之工具，非为治脉者辟速成之捷径而设也。抑吾尤有说者，世人往往以脉学必须从师实习，而非笔述所能济事为疑。岂知从师之下，竟不能缀以实习两字。世俗所谓临证，开方子耳。充其量，不过知其师习用之方而止。安能知所谓脉者。至于毕业之后，持牌应诊，实际上乃是实习之时。此时而实习，实苦其不早。且表面为行医，里面乃以病者供吾实习。天下事之不德不恕，无有过于此者。若能于求学时代，先为人诊脉，从种种不同病状，以理会不同脉象，更证之于吾书所言，至原理既明，会心自易。中医果能继续存在，十年之后，吾之方法，当为治医者所公认，而莫之能易也。所谓就研求所得之脉象，合之所见之病症，参互错综，以推断病之吉凶深浅，此实《内经》之法。此段工夫，初无止境。鄙人能启其关键，未能究其奥窍，是在有志之士，聪明特达，而又年富力强者之孟晋，不必以吾所言者为限也。

（录自《脉学发微·病理杂谈》恽铁樵原著，章巨膺编校，上海卫生出版社）

按：以上恽氏所言，并非说可以不要脉名，而是说不要被脉名所累，应该不重其名，而注重其实质。另恽氏认为：医生一方面要认真诊脉，细心体察指端的感觉（这种感觉可能容易形容，是属于某一脉象；也可能不易形容，只能说相类似于某一脉象；甚至一时难以名状者），同时结合望、闻、问三诊所得，在心中已有了一个初步印象，然后将此二者结合起来，互相参照，来进行诊断。而非单凭切脉锁定其脉名，然后就依此脉名，按脉书所描述的属何脏腑、主何疾病，以此按图索骥、对号入座，而作出相应诊断。因为这些脉学书上确在一定程度上给出这种假象，所以恽氏才对其这样反感。因此，虽其表述有些过激，吾人对之亦当予以谅解，因其关心后学，唯恐受到误导之心情还是非常恳切的。

任应秋氏，脉学批判，晚年反思，恐违先贤。

现代中医大家任应秋氏，曾著有《脉学批判十讲》

一书，在对中医脉学中之符合临床实际和医学科学的部分予以充分肯定的同时，对于其中之玄虚不实之处亦予指出，例如：《难经》中之寸关尺分属人体上、中、下部之疾病，《脉经》中之左、右寸关尺分主五脏六腑之疾病，均无任何科学依据，也不能得到临床验证，偶尔巧合，机率也很低。且多家医著对所主脏腑也有很多分歧，而各家均自满其说，全不以临证实践为据。任氏还结合现代医学疾病阐述脉象，其中有的疾病现在已很少见，例如：肠伤寒之缓脉和风湿性心脏病二尖瓣狭窄或闭锁不全等。虽然结合西医学的内容多了一些，结合中医理论部分相对少了一些，但总体来说还是合乎实际的，可说是并无大错。该书后来曾改名《中医脉学十讲》，并曾赴日本进行讲学。但不知为何到了晚年于任氏文集中又对此进行反思，是否又恐有诋毁先贤之名？其实恰恰是《脉经》违背了《内经》经旨。吾人予以辨正并不为过也。

脉书纷繁，精冗相间，去粗取精，学子当辨。

真理标准，实践检验，真则相合，伪则无验。

从脉象的本质来说，脉象是反映人体内在生理、病理状态之外在表象，也可以说是传递人体生理或病理信息之媒体和窗口。脉诊本是一门实用的和有科学内涵的诊断技术，而不是空泛的理论。从这一点来说，脉学家必须具有丰富的诊疗经验和实事求是的态度。否则空谈理论，或者因袭照抄，人云亦云，乃至削足适履，都是没有任何意义的。总之，要一分为二地看待和评价脉学典籍，从临床实际出发，批判地继承，即取其精华、去伪存真，这样才能促进医学科学的发展。

【脉诊原理】

寸口血脉，即桡动脉，深部穿出，沿肌上骨。
中间高骨，西称桡突，其脉曰关，寸仰尺俯。
寸脉近肤，其脉自浮，尺脉位深，脉自沉伏。
三部特点，纯属自然，分列脏腑，后人臆断。
瘦人脉浅，脉位偏浮，胖人脉深，脉位多沉。
小儿脉数，女性偏沉，妊娠脉滑，皆有其因。
脉象的形成有其生理、病理学原理。
脉为血脉，与心相连，周流全身，血液循环。
心主血脉，动力源泉，心力强弱，脉亦应焉。
肺主呼吸，宗气存焉，肺朝百脉，气血交换。
肺又主表，外感浮现，伴寒热虚，兼脉另见。
脾主运化，营养贡献，化为胃气，生机盎然。
脾又主湿，与脉相关，脾不运湿，脉濡或缓。
肝主疏泄，气机情感，肝气条达，脉象和缓。
肝郁不舒，滞脉常见，肝阳上亢，血急脉弦。
肾主藏精，元气存焉，肾充脉稳，肾虚沉弱。
阴虚内热，脉弦细数，阳虚畏寒，脉弱迟缓。
此皆医理，并无虚玄，愈繁愈晦，愈玄愈诞。
大道至简，脉理亦然，经旨烛照，真伪自辨。
脏腑病变与脉象之关系：
脏腑病变与脉象之间有一定的联系，但这种联系并非如历来脉书中所标榜的左、右寸关尺分属五脏六腑之机械唯心的理论条框，而是通过脏腑功能与脉象间之生理病理变化实质而互相关联的。是脏腑病变在脉象上的体现。兹举例分析如下：

一、心

（一）心主神明：如心神安定，则脉象平和，如心神受扰、心神不安、心悸怔忡或者受惊，则可出现动脉或动数脉象，有时还会出现弦动数脉。

（二）心主血脉：如血脉通畅，不虚不滞，则脉象平和而见平脉或平滑脉象。如心气虚（反映在脉力上，如低血压）或心血虚（贫血），或气血两虚，则可出现弱脉、细脉或微脉，且多兼沉象。如血液瘀滞，则可出现涩脉。如脉兼弦涩，为气滞血瘀。如涩弱无力，则为气虚血瘀。另，心阳虚则脉迟缓，心阴虚则脉象细数或弦细数。气血阴阳失调重者，还可能出现结、代脉。均当脉证合参作出综合诊断。

二、肺

（一）肺主皮毛及一身之表：因肺卫主表，故外邪袭表常出现浮脉。如外感风寒，常见浮紧脉象。外感风热，常见浮数脉。如汗后表虚，则可见浮虚脉象。

（二）肺主气、司呼吸：这是肺脏本脏之功能，故属里。如邪热入里或寒邪入里化热，则生肺热，相当于伤寒病之阳明经证或温热病之气分证候，其脉象多见洪数。如热少痰多，则可见滑数脉象。如兼有咳痰喘憋，尚可见弦数脉象。

三、脾

脾主运化食谷和运化水湿，又主肌肉、四肢，如脾失健运，甚至脾为湿困，则食少纳呆，四肢酸困乏力。多见沉濡或沉缓脉象，且多伴有舌质胖淡，或边有齿痕，苔白滑润。属脾气虚或脾不运湿。治宜健脾益气或健脾利湿。

四、肝

主情志及疏泄（气机调畅）。如肝失疏泄或者肝阳上亢，则情志抑郁或烦躁易怒，脉象多见滞脉或弦脉。重者如兼有气滞血瘀，还可出现实脉。

五、肾

肾为先天之本，人之元气所系。

（一）主藏精和主纳气：如肾精亏虚则精力不足，全身新陈代谢低下，故伴有脉象沉弱，尤以两尺为甚（按：一般虚证亦均有此倾向，因尺脉位置本自低、深，再加元气亏虚，自然更加沉弱）。

（二）肾阴虚：多伴有阴虚阳亢或阴虚肝旺，常见细数脉象或弦细数脉，轻者亦可见滞脉。

（三）肾阳虚：除有一般肾阳虚征象外，脉象多见沉弱或沉缓。

由以上可见：中医脉象之“分属脏腑”乃与产生该脉象之病理性质有关，而不在于什么左、右寸关尺的部位。所谓六部分属脏腑，既非《内经》原义，也无临床依据。后世某些脉学家坚称寸、关、尺分属脏腑，不过是自欺欺人。甚至连以脉搏至数命名之迟、缓、数脉和明明标示“端直以长”和“实大弦长”之弦、实脉，也硬要分部论述主何脏腑、何病，其荒唐可笑，不言而喻。以此教育后学，岂不误人子弟？乃至贻误病人？故左、右寸关尺分属脏腑之说，必须予以摒弃，如此方能轻装上阵，集中精力诊视病人，作到准确辨证。也只有辨证准确、方能正确立法及遣方用药，从而取得良好疗效。(笔者综合整理)

【脉象分论】

内经 52，脉经 24，濒湖 27，28 正眼。

《内经》中提及的脉象约有 52 种，均是根据医生诊脉时的感觉自然定名。其中有一部分为重叠者，如大、盛、躁、洪等，意义皆相近或相同。另有一部分采用短语直白，如脉促上击、乍疏乍数等。《脉经》归纳为 24 脉。《濒湖脉学》增为 27 脉。《诊家正眼》再增为 28 脉，此后一直沿用至今。

总约 30，脉象认辨，三指诊候，佐证合参。

以上之 28 脉，再加上平脉和原《内经》中之乍疏乍数脉和近代发现的滞脉、以及十怪、七绝等危脉，总计约 30 种左右。通过对这些脉象的仔细诊候，可以发现人体的某些生理、病理变化，再加上其他三诊所得，脉证合参，就能据以进行辨证论治。

健康平脉，柔韧和缓，气血畅通，脏腑偕安。

健康平脉之脉管柔和而富有弹性，正常人每一呼吸，脉搏4~5至，为无病之象。虽受季节、气候的影响而有所变化，但因有生理调节而不致超出一定的限度，故称为平脉。提示人体阴阳平衡、气血畅通、脏腑和谐，身体健康。

其余脉象，各有名衔，浮沉迟数，四大主线。

浮沉迟数是四大基本脉象，一些脉书皆以此四脉为基础进行分类和诠释。但其归类未必都很恰当，如将濡、微脉列入浮脉类，但实际上，根据笔者体会则更多见于沉候，浮候反很难遇到。且仅此四脉也不能涵括所有脉象，故《中医诊断学》又加上虚、实二类。但如滑、涩二脉又很难以虚实论定（因二者又均有虚实两类）。其他脉象，也有类似情况。故这些分类都只能反应脉象的某一方面性质，而不能概括其全貌。

浮脉主表，轻手即现，病在卫气，三阳经见。

浮脉是指脉位浮浅，医生切脉时，轻按即可明显触知，而当重按时，反不如轻取明显。主病位在表。

浮脉之名，最早见于《内经》，并列为常见脉象之一。《素问·五藏生成篇》曰："夫脉之小大、滑涩、浮沉，可以指别。"《伤寒论》之辨脉法篇将浮脉列为十大脉象之一，属于阳脉，并与多脉相兼。而平脉法篇将其列为六残贼脉之一。《难经·十八难》形容曰："浮者，脉在肉上行也。”《脉经》曰：“浮脉，举之有余，按之不足。”《四言举要》（以下简称《四言》）曰：“泛泛在上，如水漂木。”《濒湖脉学》（以下简称《濒湖》）曰：“浮脉惟从肉上行，如循榆荚似毛轻。”皆为极生动之形容。《中医诊断学》（以下简称《中诊》）则更具体表述为：“轻取即得，重按稍减而不空，举之泛泛有余”。

浮脉主表证，《素问·脉要精微论篇》曰：“诸浮不躁者，皆在阳，则为热。”《平人气象论篇》曰：“寸口脉浮而盛者，曰病在外。”“脉滑浮而疾者，谓之新病。”《伤寒论·辨脉法》曰：“寸口脉，浮为在表，沉为在里。”常见于伤寒病之太阳经或阳明经证候，或温热病之卫分和气分证候。《濒湖》曰：“浮脉为阳表病居，”言之极是。但有时久病体虚亦可见浮而无力的脉象，故《濒湖》曰：“久病逢之却可惊。”

浮紧风寒，脉流急湍，散寒解表，邪去正安。

人体受风寒外邪侵袭时，体表之肌肤、经脉拘挛，束缚脉管，即出现浮紧脉象。详见紧脉条。

浮数风热，上焦病显，银翘桑菊，风清热散。

脉象浮数，证主风热，属温病初期。叶天士《温热论》曰：“温邪上受，首先犯肺，逆传心包。”“肺主气，其合皮毛，故云在表，在表初用辛凉轻剂，挟风则加入薄荷、牛蒡之属，……”吴鞠通在《温病条辨》中更专设桑菊饮与银翘散方剂，进一步充实了叶氏之内容。概皆橘井留芳，泽及后世者也。

浮洪如钩，来盛去悠，热盛阳明，白虎汤求。

洪脉之名亦首先见于《内经》。《素问·平人气象论篇》曰：“太阳脉至，洪大以长。”《脉经》曰：“洪脉，极大在指下（一曰浮而大）。”它属于浮脉体系。《四言》曰：“浮脉……有力洪大，来盛去悠。”《濒湖》曰：“拍拍而浮是洪脉，来时虽盛去悠悠。”皆非常形象地表达出了洪脉的特征。《伤寒论》之《辨脉法》曰：“立夏得洪（一作浮）大脉，是其本位。”应该指出的是，洪脉在古代还有其他别名，如：大、钩、盛等。如《素问·经脉别论篇》曰：“阳明藏何象？岐伯曰：象大浮也。”《伤寒论》中亦曰：“伤寒三日，阳明脉大。”这里的大浮、脉大，实即指洪脉。又如《内经》中还经常提到钩脉，如“夏脉如钩”其实也是指洪脉。其钩形“J”之长臂象征来盛，短臂象征去悠。《内经》时期，脉象命名的多样化，也是当时的一个特征，即只要能表达其意即可，不太拘泥于某一专名。所以《内经》中之脉象名称较多，其中即有含意相同或相近之脉象。

洪脉主热盛，相当于伤寒病之阳明经证和温热病之气分证候。以生石膏、知母为主的白虎汤是针对此证的有效方剂。

浮虚表虚，热后汗漓，扶脾益气，六君、牡蛎。

虚脉亦属浮脉体系。《内经》之《灵枢》与《素问》皆有虚脉脉名，《灵枢·小针解》篇：“所谓虚则实之者，气口虚而当补之也。”《素问·脉要精微论篇》：“胃脉虚则泄”《平人气象论篇》：“病在中脉虚”等，但均指虚弱，与后世虚脉涵义不尽相同。《脉经》曰：“虚脉，迟大而软，按之不足，隐指豁豁然空。”《濒湖》引崔紫虚云：“形大力薄，其形可知。”而《四言》曰：“无力虚大，迟而且柔。”并曰：“浮虚伤暑”。《濒湖》体状诗曰：“举之迟大按之松，脉状无涯类谷空，莫把芤、虚为一例，芤来浮大似慈葱。”主病诗则曰：“脉虚身热为伤暑，自汗怔忡惊悸多，发热阴虚须早治，养营益气莫蹉跎。”

按虚字可有两解，一为虚弱，一为空虚。而虚脉则兼有两方面的因素，一方面脉管疲软松弛，另一方面脉内血容量也不够充足，而相对脉内空虚，主要见于表虚证候。尤其是夏季伤暑或热病恢复期，此时热已退去，而出汗较多，脉管处于疲懈状态，脉率也由发热时的快数转为迟缓，一派气阴两虚的表现。这些都与单纯失血中空的芤脉不同。所以说虚脉是一种复合的脉象，此时多兼有舌苔厚、纳呆、肢困等脾湿不运的表现。治宜扶脾益气、芳香化湿，兼以敛汗固表。可用六君子汤加白扁豆、白豆蔻等，生牡蛎一味，既能敛汗又有育阴潜阳作用，且无燥、腻之弊，配伍用之效果甚佳。

芤脉如葱，有边无中，急证失血，止、补、疏衡。

芤脉之名首见于《伤寒论·辨脉法》，但只说“大则为芤”、“芤则为虚”，并未明确指出“浮大中空”的特征。至《脉经》时始曰：“芤脉，浮大而软，按之中央空，两边实。”《四言》曰：“芤脉有边无中，其名曰芤”。又曰：“浮芤失血”。《濒湖》曰：“中空外实，状如葱葱。”体状诗则曰：“芤形浮大软如葱，边实须知内已空，火犯阳经血上溢，热侵阴络下流红。”关于慈葱的解释，《本草纲目》曰：“冬葱即慈葱，或名太官葱，谓其茎柔细而香，可以经冬，太官上供宜之，故有数名。”过去北京冬季菜市上亦有此，但称为羊角葱，其色为淡黄微绿，甚鲜嫩，葱管较大葱为软。

芤脉主各种急性失血。治法有止血、补血、补气和疏导等，根据具体病情，辨证论治。关于疏导止血，张锡纯前辈立有秘红丹，方用生大黄、油肉桂及生赭石三味，治疗肝郁多怒，胃部气郁，致吐血、衄血之证屡服他药不效者，谓皆有捷效。陆广莘教授之高足何义英君即曾用此方治一肝硬化门脉高压导致出血的病例，服后出血即止。按此三味药中无一味为止血药物，却能止血，由此可见中医辨证论治方法之高明。犹如古时鲧治洪水，采用堵截办法，终无成效，而禹用疏导方法，取得成功。事虽不同，其理则一。当然，这只是一法，并非所有出血皆可使用疏导方法，因还有虚、实和通、滞之分，在临证时应根据辨证情况加以具体分析，方能药证相符，取得预期疗效。

关于芤脉主病，脉书均言主失血，但也有例外。多年前笔者曾应邀为一位长期卧病在家之老人诊脉，发现其脉中空，属于芤脉。但该老人为中风后遗症患者，并无出血证候，故属于脉内营阴已亏，预后不太好。乃告家人应有思想准备。三日后老人果然辞世。通过此例，说明诊脉应以临床实际为主，有是脉命是名，不必拘于书本知识。因书本知识绝大多数也是从实践中来，而对有些尚未被发现和总结出来的知识，则散在民间，不容吾人忽视也。诊病如此，治病亦如此。中医如此，西医亦如此。倘不明乎此，不足以言医也。

沉脉主里，重按始著，无力主虚，有力实属。

沉脉在《素问·五藏生成篇》中已被列为最常见六种脉象之一。《脉经》则明确定义为“沉脉，举之不足，按之有余。一曰重按之乃得”。《中诊》曰：“轻取不应，重按始得。”沉脉主里证。沉而无力，属于弱脉，主气血亏虚。沉而有力，则属实证。

伏脉极沉，推筋着骨，无力气微，有力邪伏。

伏脉之名亦首见于《内经》，《素问·经脉别论篇》曰：“太阴藏搏，言伏鼓也”。《难经》曰：“伏者，脉行筋下也”。《脉经》曰：“伏脉，重按著骨，指下裁动。”《四言》曰：“深深在下，沉极为伏”。《濒湖》曰：“伏脉推筋着骨寻，指间裁动隐然深”。形容伏脉均很形象。至其主病，《四言》曰：“沉伏吐利，阴毒聚积”。《濒湖》曰：“伏为霍乱吐频频，腹病多缘宿食停，蓄饮老痰成积聚，散寒温里莫因循。”总是兼见无力、有力，或虚或实，或虚中有实之病象。治当结合具体病情，辨证调治。

应该注意的是：有时用一般之浮、中、沉三候诊法，不易查到伏脉，必须再加着力，甚至推筋着骨，方能触摸清楚。有时沉取看似无力，再加力重按反觉有力，两种判断，一虚一实，只在细心着力之间，却直接影响病情的判断和辨证施治。故著名中医世家赵绍琴先生介绍其父辈（前清太医院院使）所传之浮、中、按、沉四步切脉法，为经验之谈，是有其道理的。

弱脉无力，气血亏虚，四君四物，补中益气。

弱脉之名始见于《内经》，《灵枢·寿夭刚柔》篇曰："形充而脉小以弱者，气衰"。《素问·平人气象论篇》亦有"脉沉而弱"、"脉小弱"等表述。《脉经》曰："弱脉，极软而沉细，按之欲绝指下。"则表述过重，当属微脉脉象。但其"一曰按之乃得，举之无有。"是正确的。《四言》曰："无力为弱，柔小如绵"。《濒湖》曰："弱来无力按之柔，柔细而沉不见浮，阳陷入阴精血弱，白头犹可少年愁。"（按：弱脉主要指无力而言，不见得兼细）。总之，弱脉是指沉弱无力。关于其主病，《四言》曰："沉弱阴虚"，《濒湖》则曰："弱脉阴虚阳气衰"。实际上，弱脉主要是提示气血亏虚，至于阴虚、阳虚，如指阴血与阳气则可，若指狭义之肾阴、肾阳，则还需参考其他三诊，进行综合认定。在治疗上，一般当以补益气血或养阴益气为主，《濒湖》曰："益气调营急早医"，可从。四君、四物或八珍汤，补中益气汤等均为补益气血之良方。

濡脉质软，脾虚湿伏，健脾利湿，参苓白术。

濡脉，《内经》称耎，如《素问·脉要精微论》曰："心脉搏坚而长…其耎而散者，当消环自已…"，《素问·平人气象论》曰"长夏胃微耎弱曰平…平肝脉来，耎弱招招…"皆是。但《难经》中已改称濡脉，如《难经·四难》曰“按之濡，举指来实者，肾也。”《十三难》曰：“五藏有五色，皆见于面，亦当与寸口、尺内相应。假令…色黑，其脉沉濡而滑。”《四十九难》曰：“其脉沉濡而大。”并认为与中湿有关。《五十八难》曰“中风之脉，阳浮而滑，阴濡而弱；湿温之脉，阳濡而弱，阴小而急。”皆是。《脉经》称为软脉，《千金翼方》中称为濡脉，并一直延续至今。按软为柔软之意，而濡字为沾湿之意，《千金翼方》形容为：“帛衣在水中，轻手与肌肉相得而软，名曰濡。”比喻十分形象。但从《脉经》起直到其后的各种脉书，均将其与浮脉和细脉联系起来，如《脉经》曰：“软脉，极软而浮细。”《千金翼方》曰：“按之无有，举之有余。”《四言》曰：“浮小为软，绵浮水面。”《濒湖》则曰：“如水上浮沤”、“帛浮水中，重手按之，随手而没之象”。其体状诗曰：“濡形浮细按须轻，水面浮绵力不禁。病后产中犹有药，平人若见是无根”。而相类诗曰：“浮而柔细知为濡，沉细而柔作弱持”。更将濡脉与弱脉相对应，谓皆为柔细，而一浮一沉。《诊家正眼》亦曰：“濡脉细软，见于浮份，举之乃见，按之则空。”后世其他脉书亦一律按此义表述。但笔者根据自己体验，真正像这样浮小而软的脉象并不常见，反而是沉濡（软）的脉象见之较多，且一般并不兼细。结合临床辨证多属脾气虚，尤其是脾不运湿的证候。经用健脾益气、健脾利湿方法治疗，多有明显疗效。但为何本人体验与书中相左，是否自己个人的体验有误？后拜读施今墨先生医案，见亦有“六脉沉软无力”之表述。说明软脉可以见于沉候。而另一则施氏医案曰：“六脉濡弱”。更将濡、弱二脉作为复合脉象来表述。按《脉经》曰：“软脉，极软而浮细”，“弱脉，极软而沉细”，是言二者不在同一脉候。今二者兼见，是言可以出现在同一脉候，亦佐证濡脉可以见于沉候。施今墨先生为中医临床大家，对脉象有深刻体验和独到见解。可见前辈医家亦遇到过濡（软）脉可见于沉候之实际体验。其实，早在《素问·平人气象论篇》中，就已经耎弱联用，如“长夏胃微耎弱曰平”、“耎弱有石曰冬病”等。叔和不察，而主观将二者分属浮沉二部，误导后世一千余年，应予更正。其实濡（软、耎）、弱二脉的区别不在于浮沉，而在于其性质，即：弱为脉搏无力，而濡为脉管壁濡软，二者有关联，但是有区别。如能细心体察，二者的指感是并不一样的。在病理意义上，笔者体会二者也是不同的，弱脉单纯无力，主要反映气虚或气血亏虚，治宜补益气血。濡脉脉管濡软，主要反映脾气虚或脾失健运、脾湿不化。治宜健脾益气和健脾利湿。

细脉径细，不论其余，有力阴虚，无力血虚。

细脉本为单脉，主要指脉径较细。《素问·脉要精微论篇》曰：“细则气少”，又曰：“诸细而沉者，皆在阴，则为骨痛”，“有脉俱沉细数者，少阴厥也。”这些表述均很简明确切，没有任何修饰，这是《内经》中的脉象特点。《脉经》中曰：“细脉：小大于微，常有但细耳”，把细脉与微脉相比，已不太相宜。《濒湖》又加上了“细直而软，若丝线之应指。”也不恰当。而《四言》曰：“弱甚则细，如蛛丝然。”把细脉附于弱脉之后，则更属不妥。因细脉只是脉径细，而弱脉则属无力，二者不是同一概念。虽然从理念上说，细脉总比粗脉细弱，但这只是相对而言，而并非绝对的，因为还有个质的问题，例如丝线和钢丝，二者均细，但质地却相差很大。临床上也常可见到细而不弱，甚至弦细的脉象，测量血压有时还较高，属于阴虚阳亢，虚实夹杂。故不能框定细脉必兼有软弱之象。

微脉气微，弱而极细，沉候可见，浮候反稀。

微脉为复脉，乃极细而无力之脉象。《素问·奇病论篇》曰：“太阴脉微细如发者，此不足也。”《脉经》曰：“微脉，极细而软，或欲绝，若有若无。”皆形容微脉之微细无力。但《脉经》有“一曰浮而薄”之注，《四言》则曰：“浮微劳极”，并将其与濡脉均列入浮脉类中，曰“濡甚则微，不任寻按。”《濒湖》体状诗曰：“微脉轻微瞥瞥乎，按之欲绝有如无”，并在注中曰：“轻诊即见，重按如欲绝者，微也。”是均将微脉归于浮脉类中。而在《伤寒论·辨少阴病脉证并治》篇中早有“脉微细沉”之表述，是微脉原可见于沉候，而《脉经》以后脉书皆未及《伤寒论》经旨。另考施今墨医案中亦每有“脉象沉微”之表述。按张仲景和施今墨两位医学家虽前后相距一千七百余年，但均为中医临床大家，所言当有实证依据。比较对微脉定义的两种表述，虽仅一字之差，但涵义却有很大不同，一为脉居浮位，故轻取即可触知，而稍加重按即反消逝；一为脉位沉伏，且甚微弱，故浮、中取均不显，必须沉取始能见其微象。根据笔者经验，前者似乎少见，而后者每或于危重病人见之。但因观察危重病人脉象尚少，不能遽下结论，唯录之以待医界贤达共同讨论。

迟脉主寒，一息至三，有力痼冷，无力虚寒。

《内经素问·三部九候论篇》曰："其脉迟者病"，《脉经》曰："迟脉，呼吸三至，去来极迟。"《四言》曰："迟脉属阴，一息三至。"《濒湖》体状诗曰："迟来一息至惟三，阳不胜阴气血寒，但把浮沉分表里，消阴须益火之源。"《中诊》曰："脉来迟慢，一息不足四至（相当于每分钟脉搏 60 次以下）"。至其主病，总为阴寒内盛、阳气虚衰所致。至于《四言》及《濒湖》所说："迟脉主脏"、"数脉主腑"，乃将通常所说的迟为阴、数为阳与脏为阴、腑为阳拼在一起，实际无任何临床指导意义。

从现代医学角度来看，迟脉属于窦性心动过缓，严重者则见于Ⅲ度房室传导阻滞，治宜扶阳温里，补气养血，各随其证而治之。至于一息两至以下，则药物已无能为力，故《四言》曰："二损一败，病不可治"，只有靠安装起搏器，才能维持生命。

缓脉较缓，四至一息，和为平脉，怠属脾虚。

《灵枢·邪气藏府病形》篇曰："调其脉之缓急小大滑涩，而病变定矣。"《脉经》曰："缓脉，来去亦迟，小驶于迟。"《四言》曰："小驶于迟，缓不及四。"《濒湖》曰："缓而和匀，不浮、不沉、不疾、不徐、不微、不弱，即为胃气。"其体状诗曰："缓脉阿阿四至通，柳梢袅袅飐轻风，欲从脉里求神气，只在从容和缓中。"总之，脉虽较缓，只要从容和缓即属正常脉象。仅在伴有其他病脉时，才有病理意义，如《四言》曰："缓大者风，缓细者湿，缓涩血少，缓滑内热。"《濒湖》则曰："浮缓为风，沉缓为湿，缓大风虚，缓细湿痹，缓涩脾薄，缓弱气虚。"按以上可供参考，但其中有的说法未必完全恰当，如"缓细者湿"与"缓涩脾薄"就令人费解，勉强解释也难令人信服，因细脉并不主湿。另，一曰"缓涩血少"，一曰"缓涩脾薄"，且列于同一书中，令人何去何从？故读书时亦应有所分析，择善而从，不能囫囵吞枣，造成思想混乱。若云二者系从贫血和生血功能两个角度来分析的，那么单纯贫血也好，造血功能或血浆蛋白合成功能低下也好，其结果均能导致血黏度下降而出现滑脉，并不是涩脉。实际上脉象缓涩应主气虚血瘀，有些冠心病和脑梗塞的证候即属于此型，应从活血益气调治，而非单纯补血、健脾所能矫正。

数脉主热，一息六搏，浮表沉里，虚实力度。

数脉亦最早见于《内经》，但多以复脉形式出现，如沉细数、盛躁喘数等。《伤寒论·辨脉法》将其列为五个阳脉之一。《脉经》曰："数脉，去来促急。一曰：一息六、七至。"《四言》曰："数脉属阳，六至一息。"关于主病，《素问·脉要精微论篇》曰："数则烦心"，

《难经》曰："数则为热"。这两种解释均与现代医学相符合：前者见于各种心动过速，自觉心悸、烦躁，故曰烦心，治宜养心安神；后者见于热性疾病，现代诊断学认为体温每升高一度，脉搏相应增加4次。《濒湖》曰："浮数表热，沉数里热"。此外，数脉还有强、弱、虚、实之分，若数而有力，当主实热，数而无力，当主虚热，治疗亦有不同。

疾脉急疾，七八一息，热极阴竭，心力衰虚。

疾脉之名首见于《内经》，如《素问·平人气象论篇》中即有"脉滑浮而疾者，谓之新病"和"其脉疾者……"等论述，作为与迟、涩（含有迟滞之意）相对之语，而并未限定其至数。《脉经》《濒湖》均只言数脉而不言疾。但《四言》则曰："数脉为阳，六至一息，七疾八极，九至为脱，"亦未专提疾脉。到了李中梓《诊家正眼》，始于《濒湖脉学》27脉之后又加上了疾脉，合为28脉，并一直流传至今。其体象诗曰："疾为急疾，数之至急，七至八至，脉流搏疾。"主病诗曰："疾为阳极，阴气欲竭，脉号离经，虚魂将绝。渐进渐疾，旦夕殒灭。"其释文曰："六至以上，脉有两种，或名曰疾，或名曰极。总是急速之形，数之甚者也。是唯伤寒热极，方见此脉，非他疾所恒有也。若痨瘵虚惫之人，亦或见之，则阴髓下竭，阳光上亢，有日无月，可与之决短期矣。"至其预后及治法，则曰："必至喘促声嘶，仅呼吸于胸中数寸之间，而不能达于根蒂，真阴极于下，孤阳亢乎上，而气之短已极也。夫人之死生由于气，气之聚散出于血，凡残喘之上延者，止凭此一线之气未绝耳。一息八至之候，则气已欲脱，而犹藉以草木生之，何怪其不相及也”。通观此文，可知书中所指，完全相当于现代医学之循环、呼吸衰竭。李中梓前辈专立此脉，实为此急诊病人而设也。笔者初学时对疾脉名列 28 脉，颇不以为然，以为仅附于数脉之后即可，何必画蛇添足。后细揣原文，始明作者之用意。概以此作为警界线者也，始愧当时无知。不过限于作者当时的历史条件和医学水平，对疾脉之预后比较悲观，认为见此病候已经难治或不治。而以今日眼光和医学水平来看，许多心力衰竭或循环、呼吸衰竭，经用现代医疗方法（如以洋地黄类药物用于心房纤颤之心衰矫治、电除颤用于心室颤动之复苏，以及输氧、输液等），均尚有可能起死回生。中药之人参白虎汤、独参汤、安宫牛黄丸等亦均可随证参用。至于某些原发病如重症感染、肺炎以及水电解质紊乱等，通过西医、中医或中西结合方法，亦有相当部分患者能经抢救而从死亡线上拉回来。另一方面，也有好些西医药治疗棘手，或疗效不佳的疾病或病例，采用传统中医的辨证论治方法取得良效，例如 SARS 病、乙型脑炎以及其他一些疑难病证，运用中医方法治疗均取得良效。以上这些事实都值得我们深思。作为临床医生来说，不论中医、西医，都应是唯物主义者，应该正视现实。中西医学各有所长，亦各有所短，不可偏持一端，否定另一端。而应是互相取长补短，同心协力，为了完成救死扶伤的神圣使命而携手共进。

滑脉圆滑，往来流利，热或痰饮，贫血营亏。

滑脉是一种常见的脉象，《内经》之《灵枢》与《素问》均将其列入六种常见脉象之一。如《素问·五藏生成篇》曰："夫脉之小大滑涩浮沉，可以指别。"《灵枢·邪气藏府病形》篇曰："调其脉之缓急小大滑涩，而病变定矣。"又曰："滑者阳气盛，微有热。"《邪客》篇曰："其脉滑而盛者，病日进。"《伤寒论·平脉法》亦列为五种阳脉和六种残贼脉之一。《脉经》曰："滑脉往来前却，流利展转，替替然，与数相似。""一曰漉漉如欲脱。"《四言》曰："往来流利，是谓之滑。"《濒湖》曰："滑脉如珠替替然，往来流利却还前，莫将滑数为同类，数脉唯看至数间。"纠正了《脉经》的"与数相似"。可见前贤对于古人的话（包括古圣贤的话）也不是全盘接受，而是有分析地继承，发现其错误之处也敢进行纠正。吾人对于前贤著述亦应持此态度，所谓"师古而不泥古"，只有这样，科学和医学才能进步，社会也才能向前发展。《中医诊断学》曰："滑脉，往来流利，如珠走盘，应指圆滑。"表述既形象，又简练。

滑脉的生理、病理意义：按滑脉的成因有三个因素，一是心脏搏动有力；二是脉管弹性好，无硬化或拘挛现象（如有则为弦滑兼脉）；三是血液黏度正常或低于正常，前者见于生理性之平滑脉，后者则为病理性之滑脉。

临床意义：关于滑脉主病，《四言》曰："滑脉主痰，或伤于食，下为蓄血，上为吐逆。”《濒湖》主病诗基本承此，曰：“滑脉为阳元气衰，痰生百病食生灾，上为吐逆下蓄血，女脉调时定有胎。”《中诊》则概括为：“痰饮、食滞、实热”。现分别讨论如下：

1. 主热：多见于低热证候。系因外感病邪促使机体代谢加速，导致体温偏高，心搏较有力，血液循环亦较旺盛，因此出现滑脉。常见轻度发热或一般炎症（如呼吸道、肠道和泌尿系感染等），以及结核、风湿等慢性低热患者。

应加指出的是：洪脉与滑脉均主热，但前者多见于中度以上之高热，而滑脉主见于低热证候。

2. 主痰：包括痰热及痰湿。前者已见于主热条，后者则主因脾不运湿，致体内水液停滞，聚而生痰。此时之滑脉可能与血中之水分较多，血液相对稀释有关。至于确切原理，尚待进一步探讨研究。另应指出的是：中医理论中“痰”的涵义较广。往往多种病因及病理产物均可归结于痰，临证诊断时应作具体分析。

3. 主血证：多见于血虚、贫血，因血液清稀，血黏度下降，血流阻力小而出现滑脉。此外，因各种原因引起之低蛋白血证，例如：肝硬化、慢性肾炎等，亦可出现滑脉，《中医脉象研究》对此有明确阐述，并有脉象图为证。

值得深思的是：《四言》《濒湖》仅言动脉主蓄血而未言贫血。按蓄血有两层涵义，一是指外感热病，邪热入里，与血相搏而致瘀热蓄结于内。二是泛指多种瘀血蓄积于内的证候。前者因属热证，故虽有瘀热而血行尚旺，出现滑脉尚有可能；而单纯血瘀应出现涩脉、实脉。而不应出现滑脉。不知动脉主蓄血之说有何临证依据，尚望同道共同讨论，以求得共识。故只能存疑。

4. 其他：如风湿、类风湿等自身免疫性疾病及肿瘤等，凡能引起血沉加快者，亦均可出现滑脉。

5. 关于食滞、吐逆：按伤食、食滞应为营养过剩，血液应当壅滞，何以反滑？若云吐逆，不能进食，导致血中营养物质缺乏、血液稀释，似尚有可能出现滑脉，但此时应伴全身活力低下，亦不可能出现有力之滑脉。总之，对以上主病尚有待于进一步论证，以期能够作出科学合理之评价。

平滑柔和，则属健脉，妊娠三月，生理信息。

正常人心脏搏动有力，血管弹性良好，血黏度也不高，故可出现平滑之脉象。《现代中医脉诊学》曰："脉象圆滑流利是脉有胃气的标志之一"。故平滑脉是营卫充实之现象，多见于孕妇、运动员和年青人。

妊娠时所见滑脉，除气血充沛外，还由于妊娠时之血浆增加大于血球增加，故血液较稀、血黏度亦低，因而出现生理性滑脉。

弦脉劲硬，如张弓弦，肝阳上亢，或为痰喘。

《素问·阴阳别论篇》曰："鼓阳胜急曰弦"。《伤寒论·平脉法》中弦脉亦被列为六残贼脉之一。《脉经》曰："弦脉：举之无有，按之如弓弦状。一曰如张弓弦，按之不移，又曰浮紧为弦。"其中"举之无有""按之不移”均不确切，而“浮紧为弦”之紧只是指其紧张，而与“状如绞绳”之紧脉有别。《濒湖》曰：“弦脉迢迢端直长，肝经木旺土应伤，怒气满胸常欲叫，翳蒙瞳子泪淋浪。”表述甚为生动。总之，弦脉是如张弓弦，劲直有力之脉象。至其主病，除上述之肝经木旺证候外，还主痰饮、疟病等。

弦脉之生理、病理意义：弦脉有两种类型，一是因交感神经亢奋引起动脉血管紧张痉挛，导致血压升高，故指下弦劲有力。二是动脉血管硬化，失去柔和之性，故指下坚硬。亦可二者兼具。此外，痰饮病人因喘憋严重，情绪焦躁，精神高度紧张，交感神经兴奋，动脉血管收缩，亦可出现弦脉。故曰：弦脉主肝，亦主痰。此与单纯痰饮而无喘憋气急之滑脉主证有所区别。

涩脉艰涩，血脉滞瘀，化瘀活血，虚加益气。

涩脉，顾名思义当为涩滞不畅之意，本为一种常见的脉象。《素问·五藏生成篇》曰：“夫脉之小大，滑涩、浮沉，可以指别。”《灵枢·邪气藏府病形篇》则曰：“调其脉之缓、急、小、大、滑、涩，而病变定矣。”可知当时已将涩脉列为最常见和具有代表性的脉象之一。《伤寒论·辨脉法》曰：“凡脉大、浮、数、动、滑，此名阳也，脉沉、涩、弱、弦、微，此名阴也。”亦将涩脉列为常见脉象之一。《平脉法》中则进一步指出：“脉有弦、紧、浮、滑、沉、涩，此六者名曰残贼，能为诸脉作病也。”可见古代医家对涩脉是很重视的，并列为常见病脉之一。然而到了晋·王叔和著

《脉经》时，对涩脉添加了许多附加条件和限定词，使之成为“细而迟，往来难，且散，或一止复来。”并在注文中又加上“一曰浮而短，一曰短而止”等表述。这样一来，涩脉就从单一脉象变成了兼具涩、细、迟、散、止、短之多因素复合脉象，从一个常见的病理脉象变成了临床上很少兼具这些条件的少见脉象。由于《脉经》是我国第一部脉学专著，经此定制后即被后世奉为经典，从此涩脉也就成为了一种很罕见的脉象了。如对近世影响最大的《濒湖脉学》，即曰：“细迟短涩往来难，散止依稀应指间，如雨沾沙容易散，病蚕食叶慢而艰。”“叁伍不调名曰涩，青刀刮竹短而难。”歌诀虽然琅琅上口，甚是动听，但临床上却很难遇到这样的脉象，因此华而不实。不过也有的医家不受这种约束，只要临床上遇到艰涩或涩滞的脉象，就径称涩脉，并据此或参照其他三诊所得，进行辨证施治。为了使理论与实际相符，应当还其本来面目，去掉那些附加的限定语，把涩脉从桎梏之中解脱出来，发挥其应有的诊断作用，就像龚自珍在《病梅馆记》中解放病梅那样，把扭曲的枝条再舒展开来，令其自然生长。

涩脉的生理、病理意义：从字面上来讲，涩者为滞涩、艰涩之义，乃因血流不畅、脉路受阻所致。从病理学上看，主要有两个因素，一是脉管壁粗糙、不光滑，如动脉粥样硬化。二是血黏度过大，如血脂、血糖过高，或红细胞、血小板凝聚等，也就是中医所说的气滞血瘀。如属虚证者再加上心脏动力不足（中医属气虚），这些都是构成涩脉的病理因素。

在治疗上，主要是活血化瘀，如兼虚证则应活血益气。

值得注意的是，当动脉硬化伴有高血压时，其涩滞之性可被弦脉掩盖或部分代偿，或出现弦涩复合脉象。如在施今墨先生医案中，就有弦涩脉象之表述。《中医脉象研究》一书中，亦有涩弦脉象图之检测实例。只有全面掌握这些细微环节，才能保证辨证论治的精确。

滞脉之名，不见经传，微弦、微涩，亚健康验。

滞脉之名不见于经典医著，但后世医家在形容涩脉时，多言涩滞不畅，可见滞与涩词义相近，或即为涩之不甚者。此外，另一更为常见脉象弦脉之不甚者，亦可带有滞象。这是因为弦与涩二者之间有其共同之病理因素（参见《中医脉象研究》及拙著《见微知著说滞脉》），且能互相转化，总是气血瘀滞之故。著名中医临床家许公岩、麻瑞亭、施今墨诸贤在本人之临床体验中均不约而同地创立了滞脉脉名。另一位中医大家孔伯华在《论脉》篇中，则曰："无论病程久暂，体质强弱，邪气盛衰，切其脉，或多或少总有弦象。"其或少者，亦与滞脉之意相近。

综合以上诸家，结合笔者长期临诊体验，试将其综合如下：滞脉是一种介于弦脉与平脉或涩脉与平脉之间的一种过渡脉象，与平脉相比，它不如平脉之柔韧和缓，但又不似弦脉如张弓弦和端直以长，也不像涩脉如病蚕食叶那样明显艰涩。它是介于生理和病理之间的一种过渡现象。

关于滞脉主病，许公岩氏认为本脉主气郁，为肝郁气滞之不甚者，并谓“余遇此脉，每按气郁诊治，輙应手而效。”笔者体验亦然。麻瑞亭氏认为滞脉为“气滞不降之候”。与许公所言是一致的。施今墨先生在医案中对诊有滞脉的患者，亦从肝从气调治，而见显效。(详见拙著《见微知著说滞脉》)

总之，无论是从临床实践上还是从病理机制上，滞脉确实是一种常见的脉象，尤其对于早期和功能性疾病，多有气郁不舒或轻度气滞血瘀的病理状态，如能及时发现并早期调治，每可迅速恢复健康。这点完全符合预防为主的卫生方针。从更广泛的社会意义上来看，世界卫生组织（WHO）已把亚健康状态列为21世纪危害人类健康的最常见疾病之一，而滞脉却能通过人体脉象信息，简、便、廉地将其反馈出来，具有很大实用价值。故建议今后可考虑在中医院校教材中增加此脉，以利推广应用。

浊脉黏腻、厚味之弊，饮食宜节，素质另议。

浊脉之名亦不见于经典脉学专著，但《灵枢·经水》篇有“脉之长短，血之清浊”之语，《阴阳清浊》篇也有“受谷者浊，受气者清”之论。《史记·扁鹊仓公列传》引述之仓公医案中，更有数处提及浊脉之名，如“臣意切其脉，得肝气，肝气浊而静，此内关之病也。”“诊其脉，心气也，浊躁而经也，此络阳病也。”“肾气有时间浊，”皆是。笔者则是通过临诊切脉，体察到浊脉脉象的。其特点是在诊候其脉动时，指下有一种黏浊、黏稠或黏滞的感觉，它与滞脉的区别是：其滞感不在脉管壁上，而是在脉流之中，亦即其血液黏稠度较高。浊脉的出现常因多进膏粱厚味饮食，从而导致血脂及血黏度增高。一个最具体的例子就是，曾有一位客人来访，请余诊脉看其目前身体状态怎样。余切脉后笑问曰："您最近吃什么好东西了?"客答曰："最近几天的确进食鸡、鱼、肉等较多。"同时又诧问："您怎么会知道?"余答："在您的脉上显示着那。"当时就是通过切脉，体察到了这种浊脉的脉象。此时就宜进清淡饮食，少进膏粱厚味，并宜适当运动，以防血脂升高，影响身体健康。(按：居家度日应当量入为出，以免出现赤字，而均衡饮食、适当营养则应量出为入或量需为入，以免营养过剩，滋生他病)。

应该指出的是，此种浊象仅在单纯血黏度高（尤其是一时性血脂增高）时，才容易体验出来。如果兼具弦、实、涩等脉象时，则浊脉特征可为其掩盖或复合在一起，而难以辨认分开，这也是浊脉之所以不常易被发觉之故。

从《内经》之"治未病"和现代预防医学及"亚健康状态"的角度来看，浊脉也有一定的意义。因为只有适当的营养才能保持人体健康。过度或不足均会有损健康。《素问·生气通天论篇》曰："高粱之变，足生大丁，受如持虚。"意即指营养过度、变生糖尿病足，故应节制饮食，受物不宜持满，因满则易溢也。

至于有些人平日饮食很节制，而血脂仍高，此当属于体质因素，应根据四诊及辨证所得，进行全面调整，方能取得成效。

基于以上原因，尽管浊脉较难察知，笔者仍愿提出此脉，算是聊备一格，以供参考。

实脉里实，气血壅滞，亢奋狂躁，邪正胶织。

《内经·素问》中有数处提到实脉，如《通评虚实论篇》曰："邪气盛则实，精气夺则虚"、"寒气暴上，脉满而实"、"喘鸣肩息者，脉实大也"，《玉机真藏论篇》曰："脉实以坚，谓之益甚"，《刺志论》篇曰："脉实血实"等。《脉经》对实脉的表述是："实脉，大而长，微强，按之隐指，愊愊然"，"一曰沉浮皆得"。《濒湖》曰："浮沉皆得大而长，应指无虚愊愊强"。《现代中医脉诊学》曰："实脉综合了长、大、充实、有力四方面的特征"。总之，是壅实过盛之义。主气血壅实，邪正胶织。如现代医学所说之"三高"病态，或精神亢奋、躁狂等证，以及其他实质性病变。须要详加分析，辨证论治。

长脉迢迢，如循竿梢，气血平和，寿脉征兆。

《素问·脉要精微论篇》曰："夫脉者，血之府也，长则气治。"《平人气象论篇》中论平肝脉则曰："平肝脉来，耎弱招招，如揭长竿末梢，曰肝平。"《濒湖》将此引入长脉。

由于长脉与弦脉脉位皆长，但长脉柔和，而弦脉紧张而挺直，故《濒湖》将二者相较曰："过于本位脉名长，弦则非然但满张，弦脉与长争较远，良工尺度自能量。”，“长脉迢迢大小匀，反常为病似牵绳。”形容均很确切。老年人如见长脉，说明血脉柔和通畅，没有高血压和动脉硬化，体质不衰，是为寿兆。

短脉绌绌，寸尺不足，主气阴虚，“瓣窄”尤著。

《素问·脉要精微论篇》曰：“短则气病”。《四言》曰：“短则气病，不能满部，不见于关，唯尺寸候”。此语应反过来理解，即短脉脉象仅显于关，而寸、尺部位则不明显或无。《濒湖》曰：“两头缩缩名为短”。《诊家正眼》曰：“两头俯而沉下，中间突而浮起”。形容比较恰当。《中诊》曰：“短脉，首尾俱短，不能满部，有力为气郁，无力为气损”。是进一步解释“气病”的涵义。《中医脉象研究》则进一步细化，指出：慢性风湿性心脏病主动脉瓣狭窄时常见短脉。而因出汗过多或进入液体较少时，由于阴液不足，亦可出现短脉。

紧因风寒，筋脉拘挛，浮表沉里，剧痛亦见。

《内经》中言紧脉之处不多，仅《素问·奇病论篇》有“切其脉大紧”之表述。《伤寒论·辨脉法》曰：“脉紧者，如转索无常也”。《脉经》曰：“紧脉，数如切绳状”。（按：紧脉为单脉，如兼数则为复合脉矣。）《诊家枢要》曰：“紧脉有力而不缓也，其来劲疾，按之长，举之如牵绳转索之状”。紧脉多见于风寒袭表，盖桡动脉原自前臂多数肌、腱（肱桡肌、桡侧腕屈肌、拇长屈肌）之中穿行而至皮下，今风寒束表，人体之肌肤筋脉均处于拘紧收缩状态，故脉管因受压而扭曲，脉管中的血流亦因管道不畅而出现湍流，于是就形成了“如牵绳转索”之脉象。亦即《伤寒论·辨脉法》所言：“寸口脉浮而紧，浮则为风，紧则为寒。”有时内脏病变，可见沉紧脉象，笔者曾诊视一例急性黄疸型肝炎患者，即显沉紧脉象。此外，当剧痛时，亦可因全身肌肤紧张挛缩而出现紧脉脉象。故《四言》曰：“浮紧风寒，沉紧冷痛”，均有一定根据。

在治疗上，如为外感风寒之单纯浮紧脉象，属于单纯表证，可用辛温解表之方药，如姜汤水或其他辛温解表剂。脉象如为浮紧兼数时，多提示兼有外寒里热，应参考其他三诊，进行综合判断。治疗则宜解表清里并用，方能不致偏颇。至于其他体内病痛，则应仔细详查，辨证与辨病相结合进行诊治，方不至有疏漏。

动脉主惊，或见乍崩，厥厥动摇，多现关中。

动脉之名，首见于《内经》，《素问·平人气象论篇》曰：“妇人手少阴脉动甚者，妊子也”。《灵枢·论疾诊尺》篇亦有同样表述，而后世对此均指滑脉，对动脉的释义则与此不同。如《伤寒论·辨脉法》曰：“若数脉见于关上，上下无头尾，如豆大，厥厥然动摇者，名曰动也”。《脉经》基本同上，曰：“动脉见于关上，无头尾，大如豆，厥厥然动摇。”《四言》曰：“数见关中，动脉可候，厥厥动摇，状如小豆”。歌诀生动，其义则同。《濒湖》曰：“动脉摇摇数在关，无头无尾豆形团，”各家形容皆同。

关于动脉产生的原因，《辨脉法》曰：“阴阳相搏，名曰动。”后世亦照此引述，如《濒湖》曰：“其原本是阴阳搏，虚者摇兮胜者安。”这种解释似嫌过于抽象玄虚，但如果把血流动力理解为阳，脉管壁理解为阴，则亦可解释得通。

关于动脉主病，历代文献有如下提法：

1. 主痛、主惊：如《伤寒论·平脉法》曰：“动者为痛”，《四言》则曰：“为痛与惊”，《濒湖》亦曰：“动脉专司痛与惊”。根据笔者临证体会，切脉有厥厥动摇之势的患者，多有惕悸不宁之症状，是否因精神紧张、心动较强振动脉管之故，尚有待进一步观察、探讨。

2. 主妇科急性出血：如《四言》曰：“阳动汗出，阴动发热，为痛与惊，崩中失血”，《濒湖》曰：“男子亡精女子崩”，并引《素问·阴阳别论篇》曰：“阴虚阳搏，谓之崩。”笔者认为如果失血量多则应出现芤脉，如为动脉，也只应属于早期出血，失血量尚不太多，而主要是患者惊悸不安所致。

3. 关于“汗出、发热”：《伤寒论·辨脉法》在提出“阴阳相搏，名曰动”的表述同时，认为“阳动则汗出，阴动则发热。”以后《脉经》《四言》《濒湖》亦完全照抄照搬。按汗出、发热多见于外感热证，应属浮脉范畴，如浮洪、浮数、浮虚等。而非动脉之主症。至于慢性低热（如结核、风湿）或阴虚内热，虽然由于阴虚肝旺，偶亦可见动数脉象，但更多当见滑数或弦细数脉，亦非动脉之主症。故此论尚有待进一步验证，最后予以肯定或否定，不应总是囫囵吐枣、盲目传承。

关于动脉兼数问题，《现代脉象研究》有新的论点："作者临床实践与脉象图描测结果表明，动脉即重滑脉，表现有高大而又可明显被触知的重搏波时，似数脉而非数脉，即一次心脏搏动可触知有2次脉搏搏动，或为显著的滑脉与数脉的复合。如心电图证实为心动过速时，这种'动脉'应称为滑数脉。"，"重搏波一般不能被触知，但在某些疾病，如：伤寒病、心脏风湿、水湿过重，或其他周围血管松弛，周围阻力减低时，这种重搏波比较明显，能被扪及，现代医学物理诊断学中称之为重脉。"。

《现代脉象研究》还认为："后世文献记载动脉主痛与惊，而临床实践证明，痛与惊时多见弦数脉而非动脉"。（按：更确切的说高度痛惊应见弦紧脉象）以上论点均可提供参考，但还需进一步验证及讨论、研究，以达到统一认识。总之，关于动脉尚存在着一些有争议的问题，需要广大临床医家共同体验及探讨。

尚有一点值得提及的是，一般论动脉皆云动在关中，但笔者当年曾见北京名医许公岩老先生在诊视一例患者时，即曰："脉弦动数"。按弦脉乃端直而长，而动脉均认为仅见关中，此例却是在弦脉基础上又兼见动象，故许老即直呼为脉弦动数，体现了有是脉命是名，而不受固有理论的束缚。这种既实事求是又富有创新的精神，值得我辈学习。

关于动脉与滑脉的区别：《诊家正眼》曰："动脉体象：动无头尾，其动如豆，厥厥动摇，必兼滑数。"按滑脉的特征是往来流利，滚动如珠，其作用力的方向是滚滚向前，力的轨迹是纵向的；而动脉的特征是厥厥动摇，其作用力的方向是左右摇动，力的轨迹是横向的。如果仔细体察，二者是有区别的。

结、促二脉，并称千年，揆诸经旨，原属错案。

在通行的28脉中，结、促二脉之涵义比较相近，属于大同小异的两种脉象，即二者均有“时一止复来”或“止而复来”，只是结脉兼有“脉来缓”，促脉兼有“脉来数”。这种定位命名原出于《伤寒论·辨脉法》，而其后之《脉经》等因之，一直沿用了一千多年。但如揆诸经旨，就会发现原来这种定位命名是不正确的，实际上属于一桩错案。

结脉名实，早见内、难，时止复还，不限来缓。

今当正名，返璞还原，兼缓兼数，作复脉观。

考结脉之名首先见于《内经》。《灵枢·终始第九》篇曰：“所谓平人者不病，不病者，脉口人迎应四时也，上下相应而俱往来也，六经之脉不结动也，……”经文所言之“结动”，亦即中间结阻，脉搏不能顺利下传之意。其后，在《难经·十八难》中对于结脉更有明确表述曰：“结者，脉来去时一止无常数，名曰结也”。说得已非常清楚，就是“脉来去时一止无常数，”完全相当于现代医学中之早搏，而并未涉及至数或脉率。这一简明定义，本来已可定论。而经过王叔和整理、编辑之《伤寒论·辨脉法》中却曰：“脉来缓，时一止复来者，名曰结。脉来数，时一止复来者，名曰促。脉，阳盛则促，阴盛则结，此皆病脉。”亦即将原来之结脉又再分为兼缓、兼数之结、促二脉。这样就等于将原来结脉之“时一止无常数”减去了重要的“无常数”三字，而改为“复来”二字，并且又附加上了“脉来缓”的条件，而把兼有“脉来数”者分出去另命新名。实际上完全无此必要，等于画蛇添足。因为浮、沉、迟、数、缓等均为最基本之单脉，其他脉象多可与之结合，成为复合脉象，而不必每一组合均另立新名。如《四言举要》即有“浮迟风虚，浮数风热，浮紧风寒，浮缓风湿”等表述，亦未见另外命名。其他脉象间之组合亦然。故分别命名徒增繁冗而无更多新意。因此，应当重新正名，返璞归真恢复《难经》中之原称，统以结脉名之，而对兼缓、兼数者可按复合脉象“缓结”、“数结”表述。实际上还相当于原来之结、促二脉。这样，既简单明了，又丝毫不影响辨证诊断。更重要的是，可以将“促脉”名称替换下来，还其《内经》中的本来面貌。（详见下文“脉促上击”条）。

至于《伤寒论·辨脉法》所言之“阳盛则促，阴盛则结”亦完全可用阳盛数结，阴盛缓结来表述，而丝毫无损于原意。

“脉促上击”，《内经》实名，突升迅落，缺乏缓冲。
脉压差大，动脉硬化，金色时光，调护有加。

考促脉之名，亦首先见于《内经》。《素问·平人气象论篇》曰：“寸口脉中手促上击者，曰肩背痛”。“促上击”为其实名，促脉可作为简称。津门名医赵恩俭氏在其主编之《中医脉象学》中列举了《素问》《灵枢》中的各种脉象52种，其中即有促脉，并在文中解释说："至于一般脉象的形容描写，有些是在提到某脉时附加的，例如《素问·平人气象论》中提到促脉时加上'上击'的内容（另外一种促脉，与数而时有一止不同）……"是亦说明《素问》中之促脉涵义是与后世不同的。

按经文所言之"促"字，当为急促、短促之意，"上击"者，脉来应指也。盖诊寸口脉时，皆为仰掌向上，而处于医生手指之下，故脉搏有上击之感，而"促上击"即为急促上击而迅即落下或较快落下之意，这种直白命名既简单明确而又形象，这也是《内经》之朴实无华的文笔特色。此种来去急促、应指时间短的脉象，最常见于主动脉粥样硬化，由于动脉壁变硬，血管弹性及缓冲力减弱所致。此症多见于老年高龄之人，除伴有心脑血管病变者外，平时可无任何特殊症状。但老年人易患肩周炎，俗称"五十肩"，意即五十岁以后易患，属于退行性病变。《内经》曰"肩背痛"，可能与此有关，而与《伤寒论·辨脉法》所言之"脉来数，时一止复来"则无任何相关之处。

上述脉来急促而短暂的脉象，应用现代医学之血压计测量可以得到证实。其特征就是收缩压增高而舒张压降低，因而脉压差增大。西医称之为水冲脉。如《诊断学》之血管检查一节中曰："水冲脉（water hammer pulse），亦有Corrigan脉、陷落脉或速脉之称。脉搏骤起骤降，急促而有力。这是由于收缩压增高或偏高、舒张压降低使脉压差增大所致，见于主动脉瓣关闭不全、甲状腺功能亢进、严重贫血及动脉导管未闭等”。按西文中之 hammer 原为锤击之意，加上骤起骤降、急促有力等表述，均与《内经》之“脉促上击”极相符合。典型的主动脉瓣关闭不全，过去常见于风湿性或梅毒性心脏病，目前均已罕见。而主动脉硬化或因左心室扩大引起之主动脉瓣相对闭锁不全则很常见，如《实用内科学》曰：“动脉粥样硬化……病因和发病情况：年龄：40 岁以上的中老年人多见，49 岁以上者进展较快，但青壮年亦可患病……。临床表现：一、一般表现：脑力与体力衰退，触诊体表动脉如颞动脉、桡动脉、肱动脉，可发现它们变宽、变长、纡曲和变硬。二、主动脉硬化：大多数无特异性症状，扣诊时可发现胸骨柄后主动脉浊音区增宽，主动脉瓣区第二心音亢进而带金属音调，并有收缩期杂音。收缩期血压升高，脉压增宽。桡动脉触诊可类似促脉。X 光检查可见主动脉结向左上方凸出，主动脉扩张与扭曲，有时可见片状或弧状的斑块内钙质沉着影。”（按：文中所说之促脉亦即脉压差大之水冲脉或速脉之别称。可见中西医学原有相通之处。同时也说明促脉或促上击脉确属客观存在，尤其在老年人中并不少见。）

由上述引文中可见，对于西医书中如此详细描述和验证的一种常见病及其脉象，如果在我们有两千多年发展史之中医脉诊学中竟毫无察觉和表述，而留下一项空白，不能不说是一种遗憾。（本文不厌其烦地引用西说，本意也在于此。）而事实上，古人在两千多年前的《内经》中就已经有过描述，只是因为当时是以“促上击”的实名出现的，没有简称和直接定名为促脉，因而被后人忽略了。正如相关于房颤脉象之“乍疏乍数、乍迟乍疾”的脉象也被忽略了一样。

由于《伤寒论·辨脉法》未能注意到《素问》已经论及之“脉促上击”这一脉象，而将数结脉象命名促脉，孰不知如此一来就等于侵占了“促上击”脉的地位，抢占了其“专利权”。

按《辨脉法》系王叔和整理《伤寒论》时所加，其中内容不一定都是张仲景师原意，也有可能属于王叔和之错误理解。（即使是仲景师原意，也不应因为是医圣所说就不容置疑。因为圣人也是人，而不是神，允许有认识不到之处。）其后，王叔和撰著《脉经》时又沿用此说。由于《脉经》是我国第一部脉学专著，因此上述脉名定义就千古传承，一直沿用至今。以致在“脉象周期表”上长期出现一项空白。

平心而论，晋太医王叔和前辈收集、整理《伤寒杂病论》，弘扬张仲景辨证论治学说，又编撰我国第一部脉学专著，确实功不可没。但是也应看到，王氏对脉学的有些表述，偏离了《内》《难》经旨，造成了误导，对此也应给予客观评价。

遵循恽铁樵前辈“勤求古训，结合新知”和陆渊雷、章次公前辈“发皇古义，融会新知”的训导，并根据临床实践及中西医脉诊文献的论述，应当重新为促脉正名，还其《内经》中之本来真象，从而弥补上中医脉象中的这项空白。

由于促脉或“类促脉”最常见于老年性动脉硬化，而目前我国乃至全世界的老年人比例日益增加，相继进入了“老年人社会”，因此应当进一步做好老年保健工作，使之安度晚年，而中华传统医学也应充分发挥自己的优势，在老年医学方面做出应有的贡献。

代脉律缺，止不复还，阴盛阳衰，气血虚寒。

《灵枢·根结》篇曰：“持其脉口，数其至也，五十动而不一代者，五藏皆受气；四十动一代者，一藏无气……”《史记·扁鹊仓公列传》曰：“代者，时叄击并至，乍躁乍大也。此两络脉绝，故死不治。”（按：叄击即三击，当指三联率或心房纤颤，为严重心律紊乱之脉象）。《伤寒论·辨太阳病脉证并治下》篇曰：“脉来动而中止，不能自还，因而复动，名曰代阴也。得此脉者，必难治。”这是中国古代医家在一千七百年前即已知道心传导阻滞（代或代阴脉），并能将其与“按之来缓，而时一止复来”之结脉（早搏）和“脉来动而中止，更来小数，中有还者反动”之结阴脉（连续早搏）区别开来，不能不令人赞叹。《脉经》曰：“代脉，来数中止，不能自还，因而复动。脉结者生，代者死。”（按：“来数中止”形容不确，应为动而中止。因“来数中止”应为数结脉，而非代脉。）《四言》曰：“代则来缓，止不能回”。《濒湖》曰：“动而中止不能还，复动因而作代看”。又曰：“止不能回方是代，结生代死自殊途”。

关于主病，《素问·脉要精微论篇》曰：“代则气衰”，《四言》亦曰：“代则气衰”，《濒湖》曰：“代脉原因脏气衰”，义均相同。至其具体病证，如《四言》所言之“或泄脓血，伤寒心悸，女胎三月”及《濒湖》所说之“腹疼泄痢下元亏，或为吐泻中宫病，女子怀胎三月兮。”皆不确切，既无《内》《难》《伤寒论》等经典依据，也不能在临诊中得到验证。不应继续引用，自欺欺人，贻误后学。而结合现代医学病名分析，主要应为II或III度房室传导阻滞，或连续室性早搏之二联律或三联律，均为严重心律紊乱之脉象。在治疗上，从中医角度，主要还是根据四诊八纲及气血、脏腑辨证论治方法诊治。正如徐衡之前辈所说：对疾病分类学诊疗思想的结论，要“心知其意而不为所囿”。如气血亏虚之补气养血，阳气衰微之温阳益气，肝肾阴虚证之滋补肝肾，有气滞血瘀或气虚血瘀证候时又当活血化瘀加理气、益气。必要时还应中西医结合进行抢救治疗。如药物治疗无效时，则亦需藉助现代医学之心脏起搏器，以维持正常心率，总之，应实事求是地对待，不应有中西偏见也。

乍疏乍数，乍强乍弱，脉搏踉跄，安危率度（duó）。

中、西医在临床上均会遇到一种脉象，即明显脉律不整，快慢强弱不一，西医称之为心房颤动，简称房颤。但中医自《脉经》以来，历代脉书中均未提及此脉，《濒湖脉学》之27脉或《诊家正眼》之28脉中亦未收入，因此是一项空白。其实早在《内经》中即已有了文字记载，如《素问·三部九候论篇》曰："其脉乍疏乍数、乍迟乍疾者，日乘四季死。"《灵枢·根结篇》曰："予之短期者，乍数乍疏也"。均非常符合房颤脉象特征。当时古人也认为是一种危重脉象。实际上，房颤脉象可分为两种情况，一种是失代偿者，多见于风湿性心脏病之二尖瓣狭窄或闭锁不全之失代偿期。其脉搏或心室搏动率每分钟常在100～120次/分以上，出现急慢性心衰，此时按西医方法多需用西地兰或地高辛等药物来控制。另有一种是能够自行代偿的，此类患者虽然心律不整，快慢强弱不一，心电图显示房颤还存在，但其脉率（心室率）还在正常范围，说明自身之房室结还有一定代偿能力，这种脉象当时可无多大危险，甚至可能较长期存在。尤其是老年动脉硬化性心脏病人，此脉并不罕见。有时经过适当治疗，还可以恢复正常。中药天王补心丹对此心房颤动，有一定疗效。笔者曾用此方改成汤剂治疗过数例，脉率一般在120次/分以下，大部分均能转为正常，一部分停药后又出现房颤，多属长期心供血不足，或心肌退行性病变，故需较长期服药调治。按《汤头歌诀》中补心丹方歌曰："补心丹用柏、枣仁，二冬、生地与归身，三参（党参或人参、玄参、丹参）桔梗、朱砂、味（五味子），远志、茯苓共养神"。其中朱砂如常用可能蓄积中毒，远志量大易出现恶心，故笔者均减去不用，甚至桔梗也常不用，其他药物均按原方，另加生牡蛎或生龙牡、生黄芪，血瘀稍重者还可再加赤芍、川芎。轻症初发者服用数剂每可获得纠正，诚补心复脉之良方也。

关于本脉的命名，中西医均无专名，而仅是直接描述，如“脉律不整，快慢强弱不一”、“乍疏乍数、乍迟乍疾”、“乍大乍小”等。鉴于本脉快慢强弱不等，有似步态踉跄，故建议拟名为踉跄脉或踉乱脉，简称踉脉或乱脉。至于最后定名，则尚须有关中医界人士共同讨论确定。

散脉势危，极虚散漫，飘浮无根，筝线欲断。

《素问·脉要精微论篇》中有多处“耎而散”之复合脉象，多与“搏坚而长”相对而言，只是作为一般的病脉。《脉经》中列为24种脉象之一，曰：“散脉，大而散，散者气实血虚，有表无里。”也还未作为严重的危脉。《四言》曰：“虚甚则散，涣漫不收”，并曰：“浮散虚剧”，形容比较严重。《濒湖》则曰：“散似杨花散漫飞，去来无定至难齐，产为生兆胎为堕，久病逢之必不医”。并引柳氏曰：“散为气血俱虚，根本脱离之脉，产妇得之生，孕妇得之堕”。总之，除认为产妇为得生（按：是否真的如此，尚有待考证、研究）外，均属重危之象。

应该提及的是：这种病例，目前在中医门诊，已经很难遇到。而只能见于急诊或住院之危重病人。且在这种情况下，多均集中精力于直接听心脏、测量血压、心电图（因其较远端之桡动脉更能直接反应心脏状况）及争分夺秒地进行输液抢救，未遑仔细分辨脉象。笔者对此脉也缺乏经验，因而没有太多发言权。故本条歌括只能说是纸上谈兵，尚希前辈中医师长及有实际临床经验同道共同讨论，不吝指教，俾能得以随时修改，如此笔者方感释然心安。

至于具体诊治，尚须脉证合参，全面分析及辨证论治。必要时亦应中西医结合进行抢救治疗。

脉乱极微，良久一现，十怪、七绝，濒危凶险。

《素问·平人气象论篇》中已有“如鸟之喙”“如屋之漏”、“如水之流”、“发如夺索”、“辟辟如弹石”等危脉之表述。《大奇论篇》中更有“脉至浮合，浮合如数，一息十至以上”、“脉至如火薪燃”以及散叶、省客、丸泥、横格、弦缕、交漆、涌泉、颓土、悬雍、偃刀等多种危重脉象。《难经》中亦有解索、弹石、雀啄、水漏等脉象。《脉经·扁鹊诊诸反逆死脉要诀》中又增加了虾游、鱼翔、转豆。元·危亦林在《世医得效方》再增釜沸、麻促，并与上述三脉及《内》《难》所述之屋漏、雀啄、弹石、解索、偃刀合称十怪脉。此后又有减去麻促、偃刀、转豆而称七绝脉或再减去釜沸而称六绝者。总之均为脉象极度散乱、微细，或涓流欲绝之状，必须予以高度重视或中西医结合进行积极抢救，否则极难生还。

革、牢二脉，建议删削，芤弦、沉实，足可涵包。

关于革脉，《素问·脉要精微论》中有“浑浑革至如涌泉，病进而色弊”之表述，系鼓声催动，势如泉涌之意，与后世之革脉迥异。《伤寒论·辨脉法》曰：“减（紧）则为寒，芤则为虚，寒虚相搏，此名为革。妇人则半产漏下，男子则亡血失精”。《脉经》中称“革脉有似沉伏实大而长微弦”，实则为沉实脉象。《濒湖》曰：“革脉，弦而芤，如按鼓皮”。其体状主病诗曰：“革脉形如按鼓皮，芤弦相合脉寒虚。女人半产并崩漏，男子营虚或梦遗。”按芤脉主失血，革脉则在失血的基础上再加上脉管弦紧，或者伴有动脉硬化，故呈现外强中空的脉象。因此种复合脉象很少遇到，故完全可以用芤弦或弦芤来表示，或者附于芤脉之后，而无须另立一个专项，徒占一席之地而常年闲置也。

牢脉之名首先见于《难经·四十八难》曰：“脉之虚实者，濡者为虚，紧牢者为实”，是为按之质感牢实有力之意。《脉经》无牢脉之名。而其所称“革脉”被后来《千金翼方》改称为牢脉。《四言》将其列于沉脉范围，曰：“（沉而）有力为牢，实大弦长，牢甚则实，愊愊而强。”《濒湖》曰：“弦长实大脉牢坚，牢位常居沉伏间，革脉芤弦自浮起，革虚牢实要详看”。关于其主病，《四言》曰：“沉牢痼冷，沉实热极。”其实，牢脉本身就属沉实，今另立沉牢之名而两条互相矛盾，一曰痼冷，一曰热极，可见古书中的话未必每句每字均完全正确，应该加以分析。由于牢脉即为沉实，且牢字兼有牢靠和监牢二义，有时易为病人忌讳，故实际上医家在脉案中均直书沉实，而不言牢。如中医临床大家施今墨先生医案中即均称沉实。故 27 脉或 28 脉中的这一项等于形同虚设。因此建议从《中诊》教材中取消，或者附于实脉之后即可，完全不必要与实脉平起平坐，因其只不过是一个简单的沉实复合脉罢了。

以上大略，仅供参考，四诊合参，临证详瞧。

以上歌括只是简要地介绍了中医脉象的主要特征及其临床意义，并在释文中对各种脉象的沿革及其产生机理和临床意义进行了探讨。文中内容大部分是人所共知的中医学常识，但也有一些是笔者个人的体会和见解。由于个人学识有限，难免有不当之处，尚希中、西医界各位师长、同道予以批评、指正。对于其间有争议的问题，也热切期望能够互相讨论和共同研究，这样才能有利于中医基础医学的发展和医学科学的进步。

笔者于研读、参考前贤医著时，常思与古人对话，包括与自己想法一致的千古知音，或者看法有分歧的医学前辈。心想：如果这些前辈和当时著者尚在，能与之互相对话，切磋，冀能求得共识，当为何等幸事和快事？设想王、李、恽诸家均在，能一起进行讨论，互抒己见，以期求得共识，不亦为一盛事乎？

【附】论文摘要

衷中参西破译《内经素问》弹踝诊法

首都医科大学附属复兴医院 线 湧 刘玉峰
首都医科大学中医药学院 杜 强

提要：《内经素问》三部九候论篇中有一段弹踝诊法的记述，因其诊法特殊，加之口授失传，故成千古之迷。虽历代注家亦有各种诠释，但均难以得到验证。而现代医学中的踝阵挛检查法却与之极为相似。本文即论证二者的相关性及其异同之处，并说明中西医学有其共同的临床实践基础，因而是可以互容和互相融会贯通的。

关键词：内经素问 弹踝诊法 踝阵挛

《内经素问》三部九候论篇中，有一段弹踝诊法的记述，其文曰："以左手足上，上去踝五寸按之，庶右手足当踝而弹之。其应过五寸以上，蠕蠕然者，不病。其应疾，中手浑浑然者病，中手徐徐然者病。其应上不能至五寸，弹之不应者，死。是以脱肉身不去者死。"

按此段诊法表述，非常具体、特殊。对此，诸家解释不一。主要涉及以下几个问题：

一、诊查方法及部位

基本有两种解释。如唐·王冰、明·马莳、张介宾都认为是手足踝并取，但这种论点经宋·林亿、明·吴琨、清·张志聪、高世栻以及近代各注家考证、分析，基本已被否定，而一致认为是按、弹足踝上、下的一种诊法。

二、关于“按”、“弹”的涵义

1. 关于按法的解释：原文仅说：“以左手足上，上去踝五寸按之”，并未说是按脉，到王冰作注时始解释为“手太阴”、“足太阴脉”。林亿虽然否定了王注的手足并取论点，但对其取“脉”的说法却未加评论，基本上是默认的。以后各家也均从“脉”解。但就脉诊而言，“脉”的涵义是指血脉搏动，而“上去踝五寸”或按各注家的说法：“阴交之出”、“三阴交之让”、漏谷或承山之下，并无明显的脉动，又如何按知？而且就在足踝附近的解溪和趺阳（冲阳）穴处均有明显的脉动，又为何舍近而求远，舍显、有而求之隐、无？实际上《内经》中对于切、按诊法原不限于脉诊，如《灵枢》中之尺肤诊法就是检查前臂的肌肤，包括皮肤的色泽、温度，肤面的滑、涩，肌肉之腴、瘠和肌张力的强、弱等，均与脉动无关。同样，弹踝诊法也不属脉诊，而是检查肌张力的强、弱和有无肌肉颤动。但过去注家因未亲见过其实际操作，故只好从脉上来解释。实际上是个误区。

2. 关于“弹”的涵义：按林亿引晋·皇甫谧之《甲乙经》及隋·全元起《素问》注本均只有“右手当踝而弹之”这样简略的记述。至唐、宋时的流传本（林亿所称“今文”）增加了“庶”、“足”二字，成为“庶右手足当踝而弹之”。明·吴琨补充为“以右手取病者足当踝而弹之”，清·张志聪、高世栻则曰：“庶右手于病者足上当踝而弹之”，二者涵义不尽相同，而以吴注为确。唐·敦煌医卷作：“以右手指当踝上微而弹之”，与《内经》原文有出入。近代医家何时希表述为“右弹或向内钩、向外拨亦可”，则又有多元解释。总之，对于弹踝手法，尚无明确、统一的解释。

三、关于弹踝诊法的反应及其临床意义

根据原文记述，有以下四种反应，即：

1. 其应上过五寸，蠕蠕然者，不病。

2. 共应疾，中手浑浑然者，病；

3. （其应疾）中手徐徐然者，病。

4. 其应上不能过五寸，弹之不应者，死。

对于这几种反应的解释，历代注家都是从气、脉的角度依文顺释，尤其是在对“中手徐徐然”的诠释上，多存在很大误解，以为其反应是弱于蠕蠕然，而却忽略了“中手徐徐然”前面还有着一个与“中手浑浑然”共

用的词组："其应疾"。换言之，它与"中手浑浑然"一样，都是当出现"其应疾"反应时，作为区分其不同轻重度的一种表述。在这一问题上，唯日本学者芳村玄恂（1678~1757年）解释最为正确，其注曰："又中手之应，其躁疾者，乍徐徐然者，是亦为病候。"

至于这种特殊的诊法，当初古代先贤究竟是怎样认知的？实际情况又是如何？由于《素问》原文过于简略，加之年代久远，口授失传，后人无从亲聆，而成为千古之迷。但有幸的是，在西方医学之物理诊断学中，却有一与之极为相似的诊法，这就是神经反射中的踝阵挛（ankle clonus）。其检查方法是：病人取仰卧位，髋关节与膝关节稍屈曲，医生一手持病人小腿，另一手持病人足掌前端，用力使踝关节背屈，并保持一定的推力。如小腿肌肉（腓肠肌与比目鱼肌）发生一连串有节律的收缩（足踝关节出现节律性屈伸运动），即为阳性反应。其病理意义：在锥体束有病变或损害时，因失去大脑皮层运动中枢对下神经元——脑干和脊髓的抑制，而使脊髓腱反射亢进，此时如用力使被检查肌肉处于持续紧张状态，则该肌肉就会出现较强和较持续的阵挛反应。而在神经系统兴奋性增高或神经官能症时，也可见阳性反应，然多不持续出现且为双侧性。

比较弹踝诊法与踝阵挛检查法，就不难发现在检查方法及出现反应的描述上，二者竟是如此相似！其中至少有以下共同点：

1. 二者均是医生一手在病人小腿，另一手在病人足

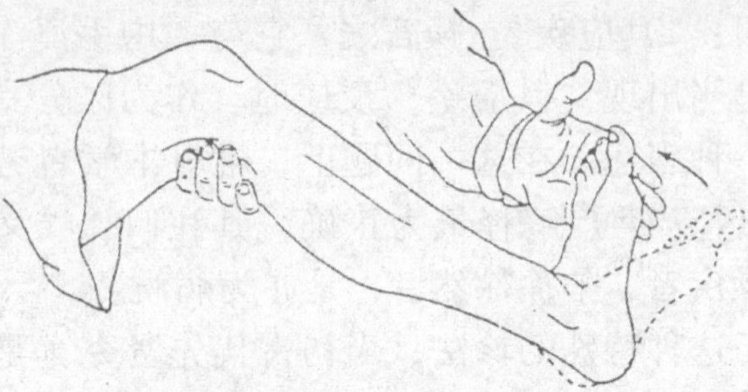

踝阵挛检查法示意图

部进行检查。

2. 下面持足部的手都是要向上用力，作用于踝关节。

3. 在阳性病理反应中都有相应的强、弱两种类型，强阳性即较持续性踝阵挛与“其应疾，中手浑浑然”，弱阳性即不持续性踝阵挛与“（其应疾）中手徐徐然。”

二者的差别之处是：在正常反应中，弹踝诊法有“其应过五寸以上，蠕蠕然”的表述。这点在踝阵挛检查法中没有提及，但从生理学上看，当医生持正常人足使踝关节背屈时，其小腿肌肉虽然不出现阵挛反应，但因存在正常肌张力，故牵动小腿肌肉时会有蠕动的感觉。而在肌张力极度松弛或僵直时，这种感觉就会明显减弱甚至消失，故属于危象。

结语：《内经素问》弹踝诊法的文字简短，只有六十余字，但却意义深长。因为它说明了作为现代医学之踝阵挛检查法，在两千多年前的中国古代医籍中已有类似的记述，从而丰富了中医诊断学的内容。同时也说明：中西医学是可以互相融会贯通的，包括基础医学在内，也是可以互容、互补的，而并非有着不可逾越的鸿沟。一代伟人毛泽东曾说："中国医药学是一个伟大的宝库，应当努力发掘，加以提高"。我们从这一具体的诊法记述中，也可以得到验证。

【附记】笔者在考证中医脉学时，发现《内经素问》三部九候论篇中的弹踝诊法与西医之踝阵挛检查法酷似，因思这一历史久远而又有疑义的诊法，或可由此得解。因此不揣冒昧，中西合参地进行破译，初衷是为了弘扬祖国传统医学，不至令其湮没，同时也是试图在基础医学领域打破中西医界限，为促进中西医结合的学术研究而尽一点微力。至于正确与否，是否符合原意，尚希中西医同道及神经病学专家与中医文献学家共同探讨，并予批评指正。

2002 年 3 月

（本论文节选自第二次世界中西医结合大会论文）

附　录

古代弹踝诊法与现代踝阵挛检查法之对比分析

（一）《内经素问·三部九候论篇》

“以左手足上，上去踝五寸按之，庶右手足当踝而弹之。其应过五寸以上，蠕蠕然者，不病。其应疾，中手浑浑然者病，中手徐徐然者病。其应上不能至五寸，弹之不应者，死。是以脱肉身不去者死。”

（二）《诊断学》神经反射检查·踝阵挛(ankle clonus)

“病人取仰卧位，髋关节与膝关节稍屈曲，医生一手持病人小腿，另一手持病人足掌前端，用力使踝关节背屈，并保持一定的推力。如小腿肌肉（腓肠肌与比目鱼肌）发生一连串有节律的收缩（足踝关节出现节律性屈伸运动），即为阳性反应。”

病理意义：在锥体束病变或损害时可出现踝阵挛，且较强和较持续出现。但在神经系统兴奋性增高或神经官能症时，也可见阳性反应，然多不持续出现且为双侧性。

（三）两种诊法对照表

甲：弹踝诊法

诊查步骤及方法	1. 以左手（于病者）足上，上去踝五寸按之。 2. 庶右手（取病者）足当踝而弹之。		
诊查结果（反应）	反应类型	临床表现	临床意义
	强阳性	其应疾，中手浑浑然	病
	弱阳性	（其应疾），中手徐徐然	病
	正常反应	其应过五寸以上，蠕蠕然	不病
	微弱反应或无反应	其应上不能至五寸，弹之不应	死

乙：踝阵挛检查法

诊查步骤及方法	1. 医生一手持病人小腿。 2. 另一手持病人足掌前端，并用力使踝关节背屈。		
诊查结果（反应）	反应类型	临床表现	临床意义
	强阳性	小腿腓肠肌与比目鱼肌发生节律性收缩（阵挛），且较持续出现	见于锥体束病变或损害
	弱阳性	有阵挛反应，然多不持续出现，且为双侧性	可见于神经系统兴奋性增高和神经官能症
	正常反应	不出现阵挛反应	无上述病变

（四）两种诊法分解动作及反应类型对照表

	弹踝诊法	踝阵挛
分解动作	以左手 （于病者）足上上去踝五寸按之	一手 持病人小腿
	庶右手 （取病者）足 当踝而弹之	另一手 持病人足掌前端 用力使踝关节背屈
反应类型	其应疾，中手浑浑然者病	小腿腓肠肌与比目鱼肌发生节律性收缩（阵挛），且较持续出现。 见于锥体束病变或损害
	（其应疾）中手徐徐然者病	有阵挛反应，但多不持续出现，且为双侧性。 可见于神经系统兴奋性增高和神经官能症。
	其应过五寸以上，蠕蠕然者不病。[1]	
	其应上不能至五寸，弹之不应者，死。[2]	

注：

（1）此指未出现“其应疾”、“中手浑浑然”或“中手徐徐然”的病理反应，但由于小腿肌肉受牵拉，故有蠕动或在皮肤下滑动的感觉，为正常生理现象。

（2）此为提示：肌张力极度松弛、消失或僵直，正常肌肉蠕动消失，故为危象。

衷中参西破译《内经素问》弹踝诊法答疑

问一：说《内经素问》之弹踝诊法就是现代医学的踝阵挛检查法，依据是什么？

答：本文的提法是：二者极为酷似，或者说在基本的检查方法和主要的阳性反应上，二者就是同一诊法。依据是：

1. 在主要的检查方法和检查部位上，二者均相同或相近。如：踝阵挛检查法说："医生一手持病人小腿，另一手持病人足掌前端，并用力使踝关节背屈。"弹踝诊法则曰："以左手（于病者）足上，上去踝五寸按之，庶右手（取病者）足当踝而弹之。"（按：足上去踝五寸正是在俗称小腿肚之下。）因此，在主要的关键词：（医生）左右手、（病人）小腿、足、踝以及扳弹踝关节的动作，二者均是完全一致，只不过提法稍有不同而已。这绝不是任何人凭空捏在一起的，也绝不是一时的巧合，因为踝阵挛这种神经反射检查太专业、太特殊了，弹踝诊法也是太特殊了，而二者竟如此吻合，必然存在内部联系，或者说二者在主要方面就是同一事物。这也是完全符合逻辑学原则的。

2. 在出现的主要阳性反应上，二者也是完全一致。

如踝阵挛的阳性反应为“小腿腓肠肌与比目鱼肌发生节律性收缩，且持续出现。”弹踝诊法则称：“其应疾，中手浑浑然，”而位置也是在小腿部位。弱阳性反应中，踝阵挛为：“有阵挛反应，然多不持续出现，且为双侧性。”而弹踝诊法则称：“（其应疾），中手徐徐然。”二者描述亦非常相像，只不过原文在“中手徐徐然”前省略了“其应疾”三字，而这在语法上是完全说得通的。唯一不同的是：踝阵挛提到“且为双侧性”而弹踝诊法没有注意到这一特征。除此之外，实在看不出二者有什么不同。

问二：弹踝诊法是一种古老的中医诊法，踝阵挛是现代医学中神经病学专用的一种神经反射检查法，二者怎么会关联在一起，又是如何分别被发现的呢？

答：这要从两方面来看。一方面，从疾病的角度来看，虽然二者相隔两千余年，但是在人类几十万年的发展史上，两千年只不过是短暂时间，古代人有的病，现代人也会有，在动物实验中，最常用的是小白鼠，但是最准确的还是大猩猩和黑猩猩，因为它与人类最接近，而古人与今人之间，显然差别更小，甚至可说是几无差别。另一方面，从医学发展和医疗实践的角度上看，踝阵挛等神经系统病理反射现象是内科医生尤其是神经内科医生在仔细观察病人的医疗实践中发现的。古代没有专门的神经病科医生，当时的医疗条件很差，诊病方法也很简单，像现在的体温计、血压计、听诊器等都没有，医生诊病只能凭感官，面对病痛的患者，医生除了听其主诉和观察其神色体态之外，只能用手摸摸头、身、四肢，探知其冷、热、痛觉等，有时还握持或扳动一下手、足，这样，无意间引发了踝阵挛反应，医生也感到很惊奇：咦，怎么出现了这样的反应！以后，每遇病人都要照样扳动一下足踝，甚至对垂危或已没气的病人也都做做这种检查。这样，通过大量的临床实践，积累了很多经验，才归纳出弹踝诊法的四种反应类型，并留下了这段文字记载。其中“其应疾，中手浑浑然者病，中手徐徐然者病。”这两种类型即相当于踝阵挛反应。可以说，中西医这两种诊法是不谋而合。而“其应过五寸以上，蠕蠕然者，不病。”是正常生理反应。“其上不能至五寸，弹之不应者”是指危重病人，甚至临终的病人。这两种反应类型不属于踝阵挛检查法的范围，但却更为常见。二者一健一危、一生一死。在《内经素问》的早期版本中，三部九候论原称决死生篇，篇中除描述三部九候脉位及其危重脉象外，亦将本诊法收入，作为诊病和“决死生”的一项指标。联系下文：“是以脱肉身不去者死”和“足太阳气绝者，其足不可屈伸”，都是指这种情况。

问三：弹踝诊法与踝阵挛检查法，二者间能够划全等号吗？

答：不能。前面已经提到，二者只是在检查方法和主要阳性反应上基本相同。但在病理解释上，踝阵挛检查法说得很具体，科学性更强，而弹踝诊法则只是说“病”，比较笼统、粗略。但弹踝诊法对正常和危重病人的反应却有细微的观察，将其作为决死生的一项指标(就像西医对垂危病人要观察其瞳孔反射一样)。这又超出了踝阵挛检查法的范围。

问四：考证《内经素问》弹踝诊法与现代医学之踝阵挛的关系，有什么意义？

答：其重要意义在于：1. 传统中医和现代西医两大医学体系是在不同的历史时期和科学发展阶段形成的，因此，二者之间存在很大差异，包括思维模式和具体的诊疗方法等。但是，二者又都是在人们与疾病作斗争的过程中，通过大量的临床实践和苦心钻研而逐步形成的。因此，又有其共同的实践基础。弹踝诊法与踝阵挛虽然在各自的医学体系中都只是极小的一部分，但却有如此一致的共同点，更可说明二者均来源于临床实践，这就能够为广大中、西医所接受，因而可以成为连接和沟通中、西医学的一个纽带和通道。从这个意义上来说，这一小小诊法却具有较重要的“战略地位”。

2. 说明《黄帝内经》是一部内容非常丰富的古代医学典籍，它不仅是医学理论著作，而且有着丰富的古代生理卫生知识和实际诊疗技术，是一部综合性的古代医书。同时也进一步证明《黄帝内经》的原著者绝不只是某一个人，而是古代医学家和民间医生的许多临床经验和医学理论的汇集与综合。

3. 是对全盘否定《内经》这部医书，认为全属玄虚、唯心论点的一个反证。如过去余云岫氏就曾严斥说：“是故积数千年而国势不长，学术不进，儒盭于思孟，医锢于岐黄，凿空逃虚，不征事实，其中毒久矣，不歼《内经》，无以绝其祸根。”（见余云岫《医学革命论初集卷一·灵素商兑》）又曰：“新医之学，全赖自然科学之进步，以有今日，其所筑基础，未尝少背于自然之大法，故能与之俱进，以成世界之学问。若夫旧医之学，不过阴阳五行分派配合之故智耳，其所根据者，皆不能与今日自然界之知识相容纳。”（同上·卷三《旧医学校系统案驳议》）其对“旧医”可谓深恶痛绝。余氏还反对中西医结合，并斥为“沟通派”之“似是而非，弗三弗四的议论”，是“堕入恶道”。只有完全废中存西，才是医学发展的康庄大道。但事实上，解放后的半个多世纪中医没有消灭，反而蓬勃发展，中西医结合的道路也愈走愈宽。这些都没有阻碍科学的发展和社会的进步。不知余氏若在，对此又有何说？事实上，余氏这种不经深入细致地分析研究即全盘否定的态度，本身就是思想上的绝对化，属于主观唯心主义。应该说，中国古代的医学遗产有其正确的、科学的一面，但也有其不正确的和不科学的一面，毕竟这是两千多年前那一时代的著作，不能求全责备，但也不能盲目尊崇。这就要求我们审慎对待，取其精华，去其糟粕，去粗取精，去伪存真。对于暂时还不清楚的内容，则可存疑，留待以后继续讨论研究。列宁有一句名言：“在泼脏水的时候，千万不要把孩子也泼了出去。”马克思对于黑格尔的哲学，在否定其唯心主义的同时，却发掘出其辩证法的合理内核，从而创立了辩证唯物主义。吾人对待古代文化遗产，包括中国传统医学亦应取同样态度，方不至犯片面性的错误。

4.《内经素问》弹踝诊法这段记述，由于原文过于简略，加之诊法特殊，致使后人难解。但通过与现代医学踝阵挛检查法的对照，却能够使过去的疑团顿释，而这一古老诊法的真实面目也得以重现。这对于有些思想比较守旧，看不上现代医学成就者，也是一个启发。

问五：《素问》和《灵枢》原名《黄帝内经》系托名黄帝、岐伯等互相问答之作，经许多学者、专家考证，已一致认为是战国时人所撰述。对于这种做法，我们应如何来看待？

答：在中国古代乃至整个封建社会，都有一种不好的风气，就是厚古薄今。春秋战国时代是百家争鸣、学术思想比较活跃的时代，但是作为医学来说，还不太被重视，尤其是在上层社会人的心目中，还属于末技，不能登大雅之堂。与文史哲相比，更是不在一个层面上。《内经》撰著者为了提高本书身价，引起社会重视，这才伪托上古黄帝、岐伯等而没有留下名字。但也许正是因为这样，才使本书在厚古薄今、厚文薄医的年代得以保存流传下来，而未被毁弃掉。试看《汉书·艺文志》所载医经七家，唯《黄帝内经》十八卷传于世，余皆亡佚无存，从此亦可见编撰者之用心良苦！隐己名而保全书，盖亦陈修园曾托名叶天士之意欤？这也不能不说是历史上的一种悲哀。但从另一方面来说，由于本书冠有“黄帝”之名，有人就将其神秘化，因而掩盖了其中的科学内涵。这也成为余云岫等用以反对传统中医的一个口实。至于本书的科学性及其学术价值究竟如何？正误功过又怎样评价？这也不是哪一个人说了就算的，需要全面、细致、多方位去分析、考核、研究，才能作出正确的结论。引用一句名言那就是“一切结论产生于调查研究的末尾，而不是在它的先头。”对此，学术界已经作过不少的研究工作，事实证明《内经》中蕴含着许多科学的内容，如对于人体的生理、病理、预防、养生、人体内部及人与自然的协调、统一，以及经络、脉象、针灸……等诊疗方法的论述，都是很宝贵的，今后还应组织各方面人力，进一步系统地整理、研究，并作出更全面的科学评估。

问六：通过中西医结合破译弹踝诊法对我们有什么启示？

答：弹踝诊法是《素问·三部九候论篇》中所记述的一种诊法。它在整个《内经》中只占极小的篇幅。但重新认识和考证它却经历了漫长的年代和许多人的冥思苦想。如果不是有现代医学中的踝阵挛检查法相对照，我们真难以想像会是怎样的一种检查方法。正如马继兴教授在为日本医书《黄帝内经稀书集成》所作序言中引用《诗经》“它山之石，可以攻玉”，诚为至言。

2002 年 8 月 15 日

见微知著说滞脉

——论滞脉与人体亚健康状态

（学习许公岩、麻瑞亭、施今墨、孔伯华等中医前辈脉诊经验的体会）

首都医科大学附属复兴医院　线　湧

关键词：脉象　滞脉　亚健康状态

内容提要：滞脉是介于平脉与弦脉或平脉与涩脉之间的一种过渡脉象，介乎正常生理与典型病理状态之间，属轻度气血瘀滞，相当于现代医学之亚健康状态。认识和及时发现滞脉，有助于疾病的早期预防和调治。

本文即介绍滞脉的创立者许公岩、麻瑞亭、施今墨以及孔伯华等中医大家对滞脉或其相关脉象的论述和应用，同时根据现代脉图对平、弦、涩三种脉象进行科学分析、比较，并说明滞脉与三者之关系。

前　言

中医的望、闻、问、切四诊是医生用以诊病的重要检查方法，其中尤以切脉诊法为中医诊病之一大特色。

《灵枢·邪气藏府病形篇》曰："见其色知其病，命曰明；按其脉知其病，命曰神；问其病知其处，命曰工。……故知一则为工，知二则为神，知三则神且明矣。"《难经·六十一难》曰："经言：望而知之，谓之神；闻而知之，谓之圣；问而知之，谓之工；切脉而知之，谓之巧。……切脉而知之者，诊其寸口，视其虚实，以知其病，病在何藏府也。经言：以外知之，曰圣；以内知之，曰神。"由此可知四诊之关系及脉诊在其中之地位。

关于脉象的种类，在《内经》中有50余种，张仲景《伤寒论》中约有20余种，至王叔和著《脉经》时归纳为24种，李时珍《濒湖脉学》增为27种，李中梓《诊家正眼》又增为28种，从此基本定格，即今之高等中医院校教材亦均以此为蓝本。这些脉书的整理、归纳，对于脉象的规范化及临床应用，确实起到了积极作用，但由于后世脉学家对一些单脉附加了许多条件，从而限制了其适用范围（如涩脉等）。同时又有几种临证常见的脉象未被包括进去，因此还存在一些空白。对此，有些医家也提出过自己的见解，创立了几种新的脉名，并应用于临床实践。"滞脉"就是其中之一。

一、滞脉的客观存在及前辈医家对于滞脉的论述

滞脉之名原不见经传，但它却是客观存在的一种常见脉象。本人初习脉学时，曾按照《濒湖脉学》的各种脉象表述，在临床诊病时去验证。结果发现，除书中所描述的各种脉象外，还有一种常见的脉象，不在上述27脉之内。从脉象的指感上体会，它不如平脉那样柔和，其张力稍大于平脉而接近于弦脉，但又不像弦脉“如张弓弦”那样弦劲及具有“端直以长”的体状。这种脉象叫什么呢？应该怎样来描述它？这个问题一直困扰本人好几年。直到1973年，得见到北京中医医院老中医许公岩先生之《脉学讲义》，里面提出了“滞脉”和“模糊脉”两种不见经传的脉象，其中着重描述了滞脉，称其脉象的特征是：“似弦非弦、似滑非滑，或直书弦滑，亦不够确切。若云平脉，则又不似平脉那样柔和。三部皆可见，而中取明显。本脉主气郁，为肝郁气滞之不甚者，所谓见微知著。余每遇此脉，按气郁诊治，輙应手而效。这也是符合预防为主之原则的”。我展读过后不禁欣喜过望，感到茅塞顿开，宛如在脉象之“元素周期表”上填补了一项空白。此后，我在临诊时加以验证，确如许老所言。当我对诊有滞脉的患者说：“你这种脉象主气滞。”或问其是否有胸闷、烦躁或心情不畅时，患者每每惊服，或云：“大夫您怎么知道？”我则回答：“在您的脉象上显着那！”接着按气郁调治，亦每应手而效，脉象也多转为柔和。此后又进一步得见西安中医医院老中医麻瑞亭先生之《医林五十年》，书中亦载有滞脉、浑脉两种新的脉象名称。其中滞脉部分曰：“滞脉，脉来壅滞不利，见于寸、关，其象似涩者，谓之滞脉，属阳，为气郁不降之候。……心、肺、胆、胃气机滞而不降，则脉多见滞象，胸痹、痰饮、咳嗽、胆胃气痛等均属之。”说明麻老医生对此脉象也深有体验和研究。此外，在著名中医大家施今墨先生医案里，也有滞脉的记载，如“脉象沉滞”、“六脉沉滞”、“脉象滞涩”和“脉沉滞微弦”等表述。另一位中医大家孔伯华先生虽然未提及滞脉之名，但在其《论脉》篇中却特别提到：“无论病程久暂，体质强弱，性别男女，邪气盛衰，切其脉，或多或少总有弦象，且多兼数。余尝思其故，盖以诸病多生于郁，郁而不舒则不遂肝木条达之性，于是肝病，故脉多见弦……。张石顽《诊宗三昧》、徐洄溪《脉诀启悟注释》，皆有病脉多弦之同样记载，足见前人亦均有此种情形，爰录之以志同感。”观先生所论“或多或少总有弦象”之语，其或多者固当为弦脉无疑，而其或少者，当即与许公等所言滞脉相类，或竟是同一脉象。诚可谓不谋而合，高人所见略同。

通过以上几位中医前辈的记述，结合临床实践，说明滞脉这种脉象确实是客观存在的，应当在各种异常脉象的位置中，有其一席之地。

二、滞脉与弦脉及涩脉之关系及其病理机制

许公岩前辈称滞脉是“似弦非弦”，又云其“主气郁，为肝郁气滞之不甚者。”而主肝郁气滞的脉象正是弦脉。由此可知，许公所说之滞脉，实即指轻度、不典型之弦脉，或者说是指稍弦或微弦脉（包括现代脉象图中之平弦脉）。而麻瑞亭公所称滞脉是“脉象壅滞不利，其象似涩。”意即认为滞脉是一种轻度、不典型之涩脉。

我认为，这两位前辈的说法都对，实际上滞脉应是包括了轻度不典型之弦脉与轻度不典型之涩脉这两部分的脉象。从病理上来看，弦脉是因脉管拘挛而引起脉管张力增强、脉压升高，所谓“如张弓弦”；或者是因动脉硬化而使脉管变硬，所谓“挺然指下”。涩脉则是因脉管内壁粗糙、肥厚而使血流通过困难、艰涩。二者都失去了正常平脉的柔和及顺畅，但又各具有其特征。典型的弦脉与涩脉是很容易分清的，但轻微、不典型的弦脉与涩脉（亦即发病初期及轻型的病例），则不易分清。而其欠柔和、不顺畅的一面则均与平脉有别。再看滞脉的特征也正是欠柔和与不顺畅，因此，把轻度不典型的弦脉与涩脉均称为滞脉，也就不难理解了。另从脉象图上来分析，弦脉与涩脉也确实具有很多共同点，在上升角、流入时间、主波角、重搏波幅四方面均有类似改变，只是程度不同。而在上升支、主波角顶与下降支轨迹及主波幅高度三方面则有不同之表现。

当然，在涩脉与弦脉的病理因素上，涩脉的成因除了管壁粗糙的因素外，脉管内的红细胞及血小板的“老化”和聚集所引起的血流瘀滞，也是一个重要的因素。而高血压患者后期也常伴有脉管壁粗糙、动脉硬化及红细胞与血小板老化、聚集现象，但因处于高血压状态，血流冲刷力较大，因此其艰涩的表现就不太明显，而主要表现为脉管张力或硬度的改变。若一旦血压降下来时（包括药物控制），其潜在的涩滞因素就会显现出来。因此，高血压所致之脑中风，虽然有出血性的，但也有缺血性的。这就是事物的二重性，也可以说是矛盾的互相转化。有经验的医生在治疗Ⅱ、Ⅲ期高血压时，一般主张不把血压降到正常以下，而保持在略高于正常的水平，是有其道理的。现代研究证实：在持续高血压的状态下容易引起动脉硬化，而动脉硬化造成的外周动脉血管阻力加大又可导致血压升高。

在实际临证时，也可见到兼具弦涩的脉象，如施今墨先生在其医案中就有“弦涩兼见”、“脉象弦涩”的表述。黄世林、孙明異著，人卫版《中医脉象研究》更记录有涩弦脉之脉象图，并对涩脉与弦脉的特征、成因、鉴别及二者之关系进行专条论述。

三、滞脉的命名问题

或问：既然说滞脉即相当于轻度、不典型之弦脉或涩脉，又何必别立一个滞脉的名称呢？对此，可以从两方面来分析：

第一，滞脉是介于平脉与弦脉或涩脉之间的一种过渡脉象，亦即介于正常生理与异常病理变化之间，有一个从量变到质变的过程。因此频谱较宽，病变程度也有很大差别。其接近弦脉或涩脉的部分，固然特征与二者相近，可以直称稍弦或稍涩，而其接近平脉的部分，因病理变化较轻，其弦、涩的特征也就不够明显，而只有一种滞而不畅、不似平脉柔和的感受。而正是因为其脉象特征不显著，所以不大为人所注意。本人在临诊时遇此脉象，每以“脉稍滞”或“脉沉稍滞”来表述，自觉还是比较贴切的。当然，脉诊的判断在很大的程度上是靠个人的感觉，每位医生可以根据个人的临诊经验和诊脉时的感受来形容，不必过于受现有脉名的拘束。恽铁樵先生在《脉象发微》中说："脉学之真正意义，在于辨别不同之脉搏，以推测不同之病证。……而其所以能辨别脉搏，则全赖指端之触觉。准此以谈，则……当认定脉动之触觉是脉学，弗误认脉动之名词是脉学。……"这段话的意思并不是说可以不要脉名，而是说不要死抠脉名，要名实相符。对于指端之触觉亦须予以确切之表述，不能削足适履。中医在治病用药时有一句话是："有是证用是药"，同样在诊脉命名时也可以"有是脉命是名"，允许秉笔直陈，总以切合实际为主。只要能做到心中有数，并把握住四诊八纲、理法方药这条辨证论治的主线就行了。即如《内经》中曾经用过的脉象，如盛、躁、劲等，现在也未必不能再用。如施今墨先生医案中，就有"两关独盛"之语，即为明证。说实在话，虽然笔者留意脉诊名实有年，但有时遇到少数病例的脉象，还感到难以下笔，觉得不好确切地形容，或只能以"稍""略"等附加语往已知脉名上来"挂靠"。从这个意义上来说，多增加一个滞脉，可以增加一点回旋的余地，还是有其实用价值的。何况，在经典脉象中，已有沉脉与伏脉、迟脉与缓脉、数脉与疾脉并见之先例，何独不能容一滞脉乎？

第二，从辨证论治角度来看，滞脉也有一定作用。例如：针对典型的高血压弦脉，医生除以肝阳上亢或肝经湿热等辨证外，在治疗方针上亦与之相应地会以镇肝熄风、滋阴潜阳（如镇肝熄风汤）、舒肝理气（如柴胡舒肝散）或清利肝胆湿热（如龙胆泻肝汤）为主法。而若是较轻滞脉，则仅用舒肝理气之轻剂（如越鞠丸或逍遥散加味）即可。俗曰："杀鸡焉用宰牛刀"，中医的辨证论治也含有同样的道理。再从涩脉来说，典型之涩脉主气血瘀滞，治宜活血化瘀。其兼见无力者属虚证，应以益气活血为主。而兼见有力属实证者（此时多兼有弦脉），则应以理气化瘀或加平肝药物为治则。但若是一般滞脉，则只需舒肝理气轻剂或稍加活血药物即可。当然，精确的辨证论治，还需要四诊合参，但脉诊毕竟是一个重要的参考系数。

关于同一滞脉，何以区分其为稍弦、微弦或稍涩、微涩？笔者的体会是：太轻微者不好分开，也不必强分，因一般早期或轻症病例均多从气郁开始，故径从气郁调治即可。而对于稍显弦象或涩象者，也可另加注明，如"脉滞、微弦"或"脉滞、微涩"，这样即可分开。

四、滞脉与亚健康状态

1. 亚健康状态及其危害：现代医学提出之亚健康状态又称第三状态，是指介于健康与疾病之间的一种中间状态，是疾病在发生发展过程中的量变阶段。世界卫生组织（WHO）已经把亚健康状态列为21世纪危害人类健康的首要因素。

亚健康状态的表现是多样的，如：精神倦怠、疲乏无力、食欲不振、胸闷嗳气、抑郁烦躁、头疼头晕、失眠健忘、颈腰酸痛、性功能减退、身体超重或消瘦、免疫力下降或经常感冒等。但作各种检验却没有明显改变，或仅有轻度的“三高”现象（即血压、血脂、血糖偏高）等。这种状态就称为亚健康状态。此时就应注意调理，尽快纠正，使其恢复正常。如果不加注意任其发展下去，就会导致各种疾病，如：高血压、冠心病、动脉硬化、糖尿病、慢性胃炎或十二指肠溃疡、颈椎病、肩周炎、腰肌劳损等，对身体健康和工作、生活带来负面影响，甚至造成进一步的损害。

引起亚健康状态的原因有外因和内因，前者如环境污染、噪声、生活和工作节奏紧张、居室、写字间或电脑综合征等，后者则有生活不规律、营养过剩或不足、性情偏激或消沉、更年期、重病或手术后恢复期等。这些因素导致人体脏腑功能失调，从而产生一系列症状。

中医对于亚健康状态的辨认，虽然没有现代医学的各种精细检测方法，但是通过医生的细心体察，也能较早地发现一些征象。《素问·移精变气论》曰：“上古使僦贷季，理色脉而通神明，合之金木水火土、四时、八风、六合，不离其常，变化相移，以观其妙，以知其要。欲知其要，则色脉是矣。……夫色之变化以应四时之脉，此上帝之所贵，以合于神明也，所以远死而近生。”篇中之金木水火土代表地上万物，与四时、八风、六合并指人类所处周围环境和宇宙时空，医生的工作之一就是观察人在其中的微妙变化并及时地查出其异常病理改变。而色、脉诊就是观察和发现这种变化的一个窗口。王冰在本文下注曰：“观色脉之臧否，晓死生征兆，故能常远于死而近于生也。”这些论述都反映出中国古代医家是多么重视观察人体的微细生理与病理变化，而通过色、脉诊对“亚健康状态”进行动态监测。这是非常符合现代预防医学原则的科学理念。

人的精神、情绪和身体活动情况对人体健康状态有相当的影响，而掌握这些情况，除主要通过望、闻、问三诊了解外，也可以从脉象中体现出来。《素问·经脉别论篇》曰：“黄帝问曰：人之居处动静勇怯，脉亦为之变乎？岐伯对曰：凡人之悸恐恚劳动静皆为变也”。说明人的精神情志变化，在脉象上是有反映的。另在中医的辨证论治体系中，除了通过八纲辨证和气血、脏腑辨证进行定性、定位的分析外，还重视审证求因，即找出其始动病因，以便从根本上进行防治。其中“外感六淫、内伤七情”，就是两大类常见的致病因素。而滞脉，因其“主气郁”和“气机滞而不降”，均提示与情志不舒和气机不畅有关，因此也可供作审证求因的一项参考指标及佐证，有助于早期诊断。至于治疗对策，前面已经提到，总以调气、理气为主，如兼有气虚、阴虚或血瘀征象时，则可酌加益气、养阴及活血化瘀之属。同时要指导其注意养生之道及饮食、起居，如保持个人生活规律、营养适度、精神舒畅、适当运动等。总之，根据辨证论治原则，进行适当调理，以期消除亚健康状态，维护每个人的身心健康，而同臻寿域。

滞脉歌诀及示意图

体状诗：滞脉临诊寻常见，依稀弦涩应指间，
见微知著不囿步，慧眼卓识有诸贤。

主病诗：滞脉原不见经传，亚健康态易忽湮，
气郁不舒胸常闷，舒肝解郁自安然。

滞脉示意图

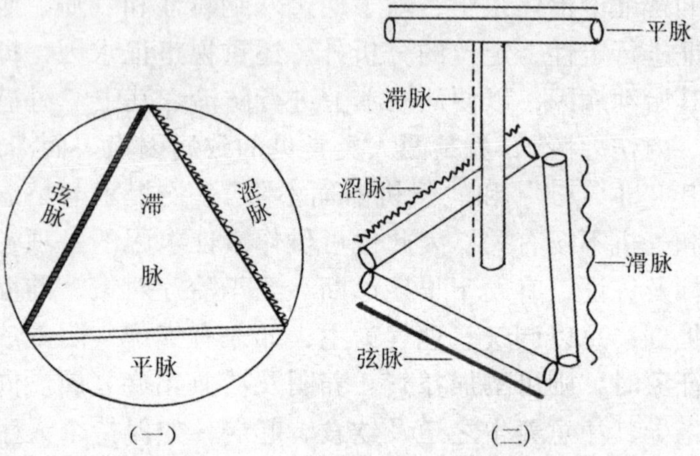

2006 年 6 月

中篇

四诊八纲辨证论治歌诀详解

（又名：实用中医诊治要诀）

内容论点提要

1. 中医是中国之原创医学科学。

2. 四诊是收集人体生理、病理信息的基本方法和四项基本功。

3. 八纲、气血辨证可合称十纲，均属定性诊断。

4. 脏腑辨证主要属病位诊断，但也有定性因素（反映脏腑功能）。

5. 特别提出咽诊在外感热病初期的意义。

6. 特别提出甲络诊在诊断血瘀证候中的意义。

7. 特别强调认真听取病人或病人家属主诉的重要性。是掌握病理信息、防止误诊误治的一个重要因素和信息载体。

8. 揭开脉诊的神秘面纱，还其本来面目，并揭示其科学实质，同时强调脉证合参、四诊合参。

9. 明确指出八纲是反映人体生理、病理变化的八种不同性质或层次。八纲辨证就是通过这八个方位对人体进行定性分析，指出患病的基本性质，为下一步的诊治奠定基础。故八纲辨证为各种辨证方法的核心，因此一般均以四诊八纲代表中医诊病的基本模式。

10. 把通常称为气血津液辨证中的气血辨证单独提出，作为一种独立的辨证方法，并赞同施今墨先生提出的与八纲辨证合称为十纲辨证的观点，认为二者结合等于强强联合，都是主要起到定性诊断的作用。而津液的生成与运行，虽与气血运行有关，但更可与脏腑活动密切相关，尤其是肺、脾、肾三脏均兼司水液代谢及其运行，如三脏功能健旺，则水津四布，气血畅通。

11. 通过见微知著和揆度奇恒、知常达变，说明中医诊病的原理和依据（实际还包括从量变到质变，从渐变到突变的病理过程），并与西方的黑箱理论进行比对。

12. 指出病因辨证是辨别体内外各种致病因素及其作用于人体时所产生的病理反应。冀以完整地反映出主客观双方的发病因素。

13. 对六淫辨证，不仅指出六种外界自然因素过于亢盛，而且还指出也与人体虚弱，对外界适应能力下降有关。

14. 对风邪分为外风和内风，并明确指出内风是内生的各种致病因素，当然亦与外界环境的影响有密切关系。

15. 对伤寒病之六经辨证，分别作了简要概括，主要是举出其主症，简介其主要临床特征和代表治疗方剂。其中对厥阴病作了简明分类，即寒、热、气、血、蛔诸厥。而以寒厥、热厥为主

16. 对卫、气、营、血辨证，分别作了简介。尤其重点对气分证候进行了分析，并结合中医对 SARS 病及其他外感热病（如乙脑、腺病毒肺炎）的良好疗效，阐述中医以疏导方法及开门击寇的战略思想为指导的诊疗

体系之优越性。并对其代表方剂进行了探讨和分析。

17. 对辨证与辨病二者的特点及其相互关系，进行了探讨和分析，并认为中医诊治疾病以辨证论治为主，但对辨病也应参考，而不应忽视，只有胸怀全局，才能放胆治疗，充分发挥辨证论治的优势，取得理想的疗效，而不至于误诊、误治。

18. 笔者认为中、西医学各有所长，故应互相尊重、互相学习，扬长避短，分工协作，从而更好地为患者解除病痛。

四诊八纲、辨证论治歌诀

【概述】

中华文化，千古传承，医学一脉，尤有勋功。
中医诊病，辨证为先，内经开创，古今相传。
岐黄要术，色脉须娴，望闻问切，四诊合参。
八纲气血，脏腑详辨，六因七情，温热伤寒。
理法方药，治则应谙，辨证论治，实践检验。

【四诊要点】

望知为神，形神色显，舌质舌苔，咽甲宜验。
闻知为圣，静聆诉患，语声气息，嗳呃咳喘。
问知为工，病史寒喧，饮食恭眠，症状详盘。
切脉为巧，脉象详辨，寸关尺部，浮中沉按。
神秘面纱，科学内涵，脉证合参，始见全面。

【八纲辨证】

表里寒热，虚实阴阳，八方剖析，定性参详。
表为体表，病位表浅，皮毛口鼻，多见外感。
里指脏腑、气血骨髓，外邪入里，或内失序。
寒分表里，证治各异，表寒温散，里寒温煦。
热分表里，证治亦异，表宜辛凉，里热清里。

虚指正虚，先后天亏，细分气血，其他六系。
实指邪实，或内滞瘀，亦分气血，其他六系。
阴阳辨证，义涵狭广，广统六纲，狭系脏象。
阴证包括，里寒虚证，大脑抑制，副交感盛。
面暗乏力，精神萎靡，形寒肢冷，语怯声低。
阳证包括，表热实证，大脑兴奋，交感亢盛。
面红身热，口干贪凉，声高气粗，精神奋亢。
阴阳虚实，互为消长，阳虚阴盛，阴虚阳亢。
阴平阳秘，精神乃治，阴阳离决，精神乃亡。

【气血辨证】

气血调和，体健无恙，瘀滞虚亏，百病滋长。
气指人体，动力功能，主导全身，生命活动。
气虚证属，机能衰退，少气懒言，神疲力惫。
气滞证属，气机不畅，精神抑郁，胸闷脘胀。
血指血液，濡养流通，周身脏腑，无不仰重。
血虚证属，血量减少，生血不足，失血暗耗。
血瘀证属，血液滞瘀，实夹气滞，虚伴气虚。
气为血帅，血为气母，气行血行，气滞血瘀。
气血畅通，体健身轻，不足瘀滞，百病丛生。
八纲气血，或称十纲，总属定性，综合参详。

【脏腑简介】

脏指人体，五种脏器，各有分工，运行不息。
上焦心肺，中焦属脾，下焦肝肾，协调统一。

腑为人体，六种“容器”，司传化物，或兼分泌。
胃胆膀胱，俗称三囊，小、大、三焦，俗称三肠。
五脏藏精，六腑化物，脏腑协调，“江山”稳固。

【五脏】

心主血脉，又主神明，心脏血管，中枢神经。
血脉畅通，体健无病，心神健旺，身心康宁。
另有心包，卫护神宫，温邪侵入，病情危重。
肺脏主气，专司呼吸，又主皮毛，肺卫护御。
肺朝百脉，心肺相交，宣发肃降，通调水道。
脾主运化，饮食水湿，濡养丛身，肌肉四肢。
脾主升清，又主统血，后天之本，贵有胃气。
肝主疏泄，气机升降，情志调和，心情舒畅。
助脾运化，饮食甘香，又主藏血，目明筋壮。
肾主藏精，先天之本，主水纳气，骨髓耳发。
肾精相当，内分泌腺，又分阴阳，各有内涵。

【六腑】

胃与脾脏，互为表里，腐熟水谷，运化食物。
饮食宜节，凉热适度，过饱过饥，皆伤胃气。
泌别清浊，小肠化物，水与养分，吸收转输。
小肠与心，互称表里，源自经络，脏腑少系。
大肠专司，清理糟粕，按时排便，身轻体和。
便溏不爽，肠燥便秘，证候不同，治法各异。
胆为奇恒，清净之腑，与肝相连，并称肝胆。

浓缩胆汁，注肠消脂，中阻横溢，黄疸病至。
膀胱接肾，泌尿存储，阳气温充，开合自如。
尿频急痛，湿热宜清，尿清淋漓，阳虚宜固。
三焦亦属，六腑之一，上中下焦，曰雾沤渎。
总司气化，水津输布，淋巴液网，略为相符。

【脏腑辨证】

五脏六腑，体内深藏，发为脏象，乃可参详。
司外揣内，西称黑箱，生理病理，奇恒揆量。
一叶知秋，见微知著，四诊合参，洞见脏腑。
脏腑辨证，主属定位，性位合参，始为完备。

【病因辨证】

病因辨证，内外不同，致病因素，病态反应。
外感六淫，内伤七情，饮食劳倦，跌创毒虫。
古之疫疠，今传染病，伤寒温病，各有专经。
审证求因，内外寻源，社会环境，密切相关。

【六淫辨证】

病因辨证，六淫为先，风寒暑湿，燥火为患。
风邪号称，百病之长，袭表中里，善行数变。
寒为阴邪，凝滞收引，夹风夹湿，痹病呻吟。
外为条件，内为根据，标本同治，效愈可期。
冬寒夏暑，春温秋燥，顺时调养，健康可保。

【六经辨证】

仲景先师，论述伤寒，六经辨证，千古垂范。
伤寒热病，正邪传变，三阳三阴，各具特点。
太阳伤寒，恶寒无汗，证属表实，麻黄汤散。
太阳中风，恶风微汗，是属表虚，桂枝汤煎。
阳明病证，四大特征，壮热烦渴，汗濈脉洪。
白虎汤解，体虚参充，热燥便结，三承气通。
少阳病处，表里中枢，往来寒热，咽干口苦。
胸胁苦满，心烦喜呕，和解表里，宜小柴胡。
太阴里寒，脾胃当先，腹满时痛，纳呆食减。
自利不渴，脉濡沉缓，桂枝加芍，姜附可选。
少阴虚寒，脉微欲寐，手足逆冷，蜷卧力匮。
下利尿清，咽干津亏，温阳扶羸，四逆汤回。
厥阴证候，病因多端，寒热气血，蛔今少见。
虚实夹杂，寒热互见，辨证论治，分别详参。
六经歌括，仅为简述，诸多变证，参见原著。

【卫气营血辨证】

卫气营血，温病传变，由浅入深，逐级发展。
卫为温病，初期阶段，症见发热，微恶风寒。
舌苔薄黄，脉象浮数，咽痛微咳，头痛微渴。
治宜疏散，辛凉清宣，桑菊银翘，随证加减。
温邪入里，气分阶段，热盛阳明，口渴心烦。
舌红苔黄，洪数脉显，治宜清解，白虎汤煎。

肺热咳喘，麻杏石甘。湿多热少，三仁露丹。
营分病属，第三阶段，病深正损，温邪内陷。
热迫心包，神昏语谵，心烦不寐，斑疹隐现。
舌质红绛，细数脉见，清热解毒，凉血化斑。
血分证属，危重阶段，惊痫躁动，高热昏谵。
血瘀动血，斑疹紫暗，多脏受累，病情凶险。
急宜安宫，牛黄雪丹，全力抢救，冀能转安。

【治法治则】

辨证既明，治法当晓，证法合拍，胜券可操。
治病求本，《内经》明告，主次先后，治分本标。
急则治标，缓则治本，扶正祛邪，标本同治。
同病异治，异病同治，三因制宜，唯重现实。
以证为纲，纲举目张，辨证论治，立法津梁。
遣方用药，如调兵将，加减变通，仔细参详。
寒者热之，热者寒之，虚则补之，实则泻之，
是为正治，亦名逆治，融雪消炎，起羸消滞。
寒因寒用，热因热用，通因通用，塞因塞用，
此为反治，又名从治，拨开云雾，寻求本质。
虚虚实实，医之大忌，详辨虚实，须要仔细。
虚实夹杂，寒热交错，久病证杂，尤需洞悉。
方无大小，合理则良，经典经验，对证皆良。
是证是药，如对锁钥，药到病除，医患皆笑。
专病专方，时亦效良，取其共性，简单病框。
辨证论治，疗效更强，量体裁衣，复杂病尝。

【结语】

理法方药，按部就班，丝丝入扣，疗效自显。
人体复杂，疴亦万端，病证合参，始克周全。
老生常谈，知易行难，举轻若重，慎掌医权。
医者仁术，术贵效验，救死扶伤，杏林春暖。

四诊八纲、辨证论治歌诀（释文）

【概述】

中华文明，千古传承，医学一脉，尤有勋功。

中华文化有五千年的历史，单是有系统文字记载的历史也有两千多年。中华民族在漫长的历史长河中，创立了自己的文化，在世界四大文明古国中，也是延续最久、文化最发达的国家。

中国对世界文明的贡献，除了四大发明以外，还有三大瑰宝，即中医、中国书画和京剧。而中医作为一门科学技术，其中蕴涵着深刻的哲学思想，它强调人与自然和谐共处的天人合一理论，顺应四时季节变化而调整自身活动的养生之道，以及“上工治未病”的预防医学思想，都是独具特色的。因此，中医是属于中华民族独有的原创性医学科学。对于维护人类健康，有着不可磨灭的贡献和功绩。

中医诊病，辨证为先，内经开创，古今相传。

中医之四诊八纲，辨证论治的诊疗体系，早在二千多年前的《内经》中就已经基本形成了。以后，经过《难经》《伤寒杂病论》《脉经》以及后世医家的不断补充、修订，日臻完善，一直延续到今天，依然方兴未艾，显示着旺盛的生命力。

岐黄要术，色脉须娴，望、闻、问、切，四诊合参。

望、闻、问、切是中医诊病时，收集患者生理、病理信息的四种基本方法，也是中医的四项基本功。

《素问·移精变气论篇》曰："帝曰：余欲临病人，观死生，决嫌疑，欲知其要，如日月光，可得闻乎？岐伯曰：色脉者，上帝（按：指上古之帝王）之所贵也，先师之所传也。上古使僦贷季，理色脉而通神明，合之金木水火土、四时、八风、六合不离其常，变化相移，以观其妙，以知其要，则色脉是矣。……夫色之变化，以应四时之脉，此上帝之所贵，以合于神明也，所以远死而近生。"又曰："治之要极，无失色脉，用之不惑，治之大则。"这里所说的色、脉，实即望诊与切脉诊。篇中之金木水火土代表地上万物，与四时、八风、六合并指人类所处周围环境和宇宙时空，医生的工作之一就是观察人在其中的微妙变化并及时地查出其异常病理改变。而色、脉诊就是观察和发现这种变化的一个窗口。王冰在本文下注曰："观色脉之臧否，晓死生征兆，故能常远于死而近于生也"。这些论述都反映出中国古代医家是多么重视观察人体的微细生理和病理变化。而通过色、脉诊对"亚健康状态"进行动态监测，这是非常符合现代预防医学原则的科学理念。甚至说它是超现实医学科学理念也不为过，因为古人不仅看到了诊治的对象——患者，而且还阐明了人与环境的相互关系。

《内经》还专门论述了问诊。如同上篇云"岐伯曰：

治之极于一。帝曰：何为一？岐伯曰：一者因得之。帝曰：奈何？岐伯曰：闭户塞牖，系之病者，数问其情，以从其意。”其涵义是：治疗的依据集中在一点，这一点就是要找出其得病的起因。“闭户塞牖”是为病者保密，保护其隐私权，属于古代之保护性医疗制度。这样才能得到真实的信息。“系之患者，数问其情”即详询病史，属于问诊的范畴。

此外，《素问·阴阳应象大论》曰：“善诊者，察色按脉，先别阴阳。审清浊，而知部分；视喘息，听音声，而知所苦；观权衡规矩，而知病所主；按尺寸、观浮沉滑涩，而知病所生。以治无过，以诊则不失矣。”这就进一步指出望、闻、切诊在临床诊断中的意义。

中医之“望、闻、问、切，四诊合参”，这八个字虽为老生常谈，似无何新意。但若真正经常做到此八个字，却也并非易事。学子切勿小觑焉！

八纲、气血，脏腑详辨，六因七情，温热伤寒。

阴阳、表里、寒热、虚实之八纲辨证，是中医最基本的辨证方法。它和气血辨证一起，广泛用于反映人体生理、病理变化的定性诊断。脏腑辨证则主要是用于定位诊断。八纲、气血、脏腑三种辨证方法结合，成为反映和诊查人体各部生理、病理变化的基本依据。

理法方药，治则应谙，辨证论治，实践检验。

理法方药等诊治原则和方法均应熟悉掌握，辨证论治应结合实践以得到检验和提高。

【四诊要点】

望知为神，形、神、色显。

《难经·六十一难》谓："经曰：望而知之谓之神"，包括观察其精神、面色（二者又常合称为气色或神色）、体态、表情等，以知其气血、神志等方面的变化（详见下篇《四诊与八纲等辨证体系对应表》）。

舌质、舌苔，咽、甲宜验。

观察舌质、舌苔，属于舌诊范畴（详见《中医诊断学》中之专门论述，及下篇《四诊与八纲等辨证体系对应表》，兹不重复）。

咽诊：中医除喉科专著外，很少提及，仅《伤寒论》少阳经证中有口苦、咽干……属于半表半里；少阴病中载有咽痛症状，当属阴虚肺燥；《温病条辨》将项肿咽痛列为上焦风热之兼症。这些都是很正确的。盖咽部外通口鼻、内接会厌、喉门、气管，为人体消化、呼吸之门户，病菌侵入之跳板，对于分辨外感初期之表、里、寒、热，有一定参考意义。如咽部赤红，为上呼吸道感染或急性咽炎之特征，按中医辨证应属外感风热。治宜辛凉解表，清热解毒。咽部暗红则主慢性咽炎，往往伴有阴虚或血瘀。治宜养阴、活血。咽部稍暗而泛赤者则为亚急性咽炎，为在阴虚咽干基础上复感风热，应首先按上焦风热用药，或酌加玄参、麦冬等养阴清热药治之。关于咽诊方法，一般人张口即可查见，但有些人舌根位置较高，张口亦不能下移，影响咽部观察。西医为此置备有压舌板，愚以为中医亦可采用，不应因其原为西医诊疗工具而不用。正如血压计与体温计等一样。在这方面应该实行“拿来主义”，凡一切对佐诊病情有利之物皆可为我所用，只要保持中医辨证论治的诊疗原则，就无须有顾忌。

关于甲络诊，《中医诊断学》教材中虽已收载，但一般尚未通用。而其作为观察人体微循环状态及有无血瘀证候，是一个非常重要的窗口，且简便易行，应列入常规采用，有很大实用价值。余于诊病时每将脉、舌诊及甲络诊并用，倚为三大法宝。如能综合诊候、仔细辨认，则相当一大部分的内伤疾病就可以基本定性。再加上详询病史，则辨证无虞矣。

闻知为圣，静聆诉患。

《难经》曰：“闻而知之谓之圣”。中医的闻诊涵义较广。既有闻听病史之闻，即认真听取病人或病家主诉；又有一般听闻，即闻其发出的各种声音；最后是嗅闻之闻，即闻其气味。其中认真听取病人主诉，在中、西医学中都是非常重要的一环，因其往往是引起患者痛苦的主要症状，医生询问病史和病情也是先循着这条主线而展开的。当然，也有时病人的主诉并非其疾病的主要症结所在，而应仔细加以分析辨别，方不至为其所惑而走入误区。而且，即使是接下来的问诊，也是要通过听取病人的回答才能获知的。此外，患者在治疗当中出现有不适感觉或有哪些疑虑而向医生陈诉时，医生尤应细心倾听，并作为调整治疗之参考。哪怕是患者不必要的疑虑，亦应予以耐心解释。尝见有个别医生不愿多听患者主诉，这样就不能全面了解病情。在这个问题上，中、西医生都应注意。如有时病人因过度输液而导致心衰或其他不良反应者，除出入量计算不当外，还有就是医护人员不能经常巡视病人，及时听取患者及家属的反映所致。须知病人的主诉，往往都是其病情的信息反馈，或者说是信息载体。这点无论是中医、西医，门诊、病房，均应同样重视。

语声、气息，嗳、呃、咳、喘。

此指聆听病人之语声高低、有力无力及有无其他病理声音。或嗅其气味有无异常变化。

问知为工，病史寒喧。

《难经》曰："问而知之谓之工"。医生根据病人之主诉和望诊所见，再详询其病史，包括起病原因、临床表现及诊治经过等。态度要和蔼亲切，嘘寒问暖，如叙家常，才能获得全面、真实的信息。

饮食、恭、眠，症状详盘。

询问其生活起居，包括饮食、睡眠及二便情况，以及病人出现的各种症状。这样才能全面了解其生理、病理状况，为下一步的辨证论治提供相关的依据。

切脉为巧，脉象详辨，寸关尺部，浮中沉按。

《难经》曰："切脉而知之谓之巧"。爰在人的脉象中，能够反映出一定的生理、病理变化。如能细心体察，见微知著，常可获得相关的信息，用以辅助诊断。这也是中医诊病的一大特色（详见脉学专著及本歌括之姐妹篇《实用中医脉象歌诀详解》)。

神秘面纱，科学内涵。

中医的脉诊往往被人们看得很神秘，也有少数江湖医生对此故弄玄虚。其实，中医的脉诊既不神秘，也不玄虚，而是有其科学内涵的。通过近30种的脉象变化，不仅能够诊察出脉率的快、慢，脉力（心力）的强弱和脉律的改变，而且通过脉位的深浅，脉管的张弛，脉壁的硬度、光滑度及脉管的弹性和柔韧性，脉内血液的充盈度和血液黏度，脉径的宽度和脉体的长度，以及脉管搏动时的动势和脉搏落差等，均能获得相关的生理、病理信息。

脉证合参，始见全面。

脉诊虽能反映出一定的人体生理、病理信息，但也不是绝对和唯一的。例如：生理方面的，瘦人脉位多浮，胖人脉位多沉，以及脉位生理变异等。在病理方面，也会有各种变化。当遇到脉、证不符时，或舍脉从证，或舍证从脉，其间亦颇费斟酌。

因此，必须四诊合参、脉证合参，全面分析，才能作出正确的诊断。

【八纲辨证】

表里、寒热、虚实、阴阳，八方剖析，定性参详。

此指八纲辨证。八纲是指人体生理、病理变化的八种不同性质或层次。八纲辨证就是通过表里、寒热、虚实、阴阳八个方位，对人体疾病进行定性分析，从而确定所患疾病的基本性质，为进一步的诊断、治疗奠定基础。故一般都与望、闻、问、切四诊合称四诊八纲，代表中医诊病的基本模式。

表为体表，病位表浅，皮毛口鼻，多见外感。

八纲之表证是指人之体表，包括皮肤、毛孔、汗腺以及口、鼻和呼吸道黏膜，相当于西医之上皮系统，为人体之屏障。各种外邪如风、寒、暑、湿、燥、火及疫疠邪毒等侵犯人体时，亦多需经过体表。故外感病时首先出现表证。

里指脏腑、气血骨髓，外邪入里，或内失序。

里证主要是指人体内部的脏腑器官和气血、骨髓等。里证的病因，一是外邪通过体表进入体内，引起外感热病。二是体内脏腑功能失调或气血不周，导致内伤诸病。

寒分表里，证治各异，表寒温散，里寒温煦。

八纲之寒证包括表寒和里寒，前者为外感，后者多属内伤，治法亦不相同。表寒应以温散为主，辛温解表方药主之。里寒则需温里，如兼虚者还要同时补虚益气。

热分表里，证治亦异，表宜辛凉，里热清里。

热证亦分表里，治法亦不相同。如外感风热应用辛凉解表方药，而里热证候就需用清热泻火或清热解毒之方药来予以清除。

虚指正虚，先后天亏，细分气血，其他六系。

八纲之虚证是指正气亏虚，包括先天体质虚弱和后天调养不周。又可细分为气虚、血虚、阴虚、阳虚，以及表虚、里虚、虚寒、虚热。各有其征象表现，临诊时当各随其证而调治之。

实指邪实，或内滞瘀，亦分气血，其他六系。

实证亦包括外感、内伤，为外邪入侵或体内滞瘀。在辨证时应分清其表、里、寒、热，以及气血、阴阳属性，进行辨证施治。

阴阳辨证，义涵狭广，广统六纲，狭系脏象。

八纲中的阴阳辨证，包括广义和狭义。广义的阴证包括里、寒、虚证，阳证包括表、热、实证，即所谓统领六纲。狭义的阴阳主要是指脏腑功能之阴阳属性。在一般临床应用中，主要还是指后者。

阴证包括，里寒虚证，大脑抑制，副交感盛。

面暗乏力，精神萎靡，形寒肢冷，语怯声低。

阴证的临床表现主要是身体各部功能低下，处于抑制状态，体内热力不足，而出现一系列的征象。（即西医之症状、体征），如：面暗乏力，精神萎靡，形寒肢冷，语怯声低。结合现代医学理论，相当于大脑皮层之抑制过程，植物神经系统中之副交感神经活动以及体内生命物质——核酸中之环磷酸鸟苷（cGMP）。（参见《四诊与八纲等辨证体系对应表》）。

阳证包括，表热实证，大脑兴奋，交感亢盛。

面红身热，口干贪凉，声高气粗，精神奋亢。

阳证包括：表证、热证、实证。阳证的临床表现主要是机体各部功能亢盛，处于兴奋状态，体内产热过多，而出现一系列的征象，如：面红身热，口干贪凉，声高气粗，精神亢奋。结合现代医学理论，相当于大脑皮层之兴奋状态，植物神经系统中之交感神经活动，神经—体液系统中之各种内分泌腺活动（如脑垂体、肾上腺、甲状腺、性腺）以及广泛存在于人体组织细胞中之生命物质环磷酸腺苷（cAMP）（详亦参见《四诊与八纲等辨证体系对应表》）。

阴阳虚实，互为消长，阳虚阴盛，阴虚阳亢。

阴平阳秘，精神乃治，阴阳离决，精神乃亡。

阴阳两方面存在着对立统一、互为消长、相互转化的关系。《素问·生气通天论》曰："阴平阳秘，精神乃治，阴阳离决，精气乃绝。"阴气平和，阳气固密，阴阳双方协调平衡，精神就能正常。阴阳不能相互为用而分离，人的精神也就衰竭，生命也就终止。

从以上可知，表里、寒热、虚实、阴阳八纲之间是互相交织、渗透，形成不同的组合，从而作用于人体的，故粗看虽然简略，实际却很精微细致地表达了人体内部的各种生理、病理变化。如能准确地把握，并及时进行调整，就能纠正本已失衡的病态，而使之恢复到正常的稳态平衡，患者身体亦能得以康复。

【气血辨证】

气、血调和，体健无恙，瘀滞、虚亏，百病滋长。

气、血是人体内最重要的两大类精微物质，其无形者为气，有形者为血，二者通过经络、血脉、周布全身，维持人体生命活动、供给人体能量和营养物质。气、血的具体作用及相互关系是：

气指人体，动力功能，主导全身，生命活动。

在古代文化中，气的涵义很广。它是古代先民对于自然现象的一种朴素的认识，早在先秦时期，具有唯物主义思想的哲学家就认为“气”是构成世界的最基本物质，宇宙间的一切事物，都是由气的运动变化而产生的。如《周易·系辞》说：“天地氤氲，万物化生。”这种朴素的唯物主义观点被引进医学领域后，就逐渐形成了中医学中气的基本概念。中医理论认为：气是构成人体和维持人体生命活动的最基本物质。也可以说：人体的气是不断运动着的具有很强活力的精微物质。它能主导人体全身的生命活动，如：人体的元气就包括了先天的肾中精气和后天由脾胃运化生成的水谷精气。而宗气则包含了肺中之清气与水谷之气。二者皆属正气。

气虚证属，机能衰退，少气懒言，神疲力惫。

气滞证属，气机不畅，精神抑郁，胸闷脘胀。

当人体正气不足时，就会出现气虚征象，表现为身体乏力，精神不振。而如果气机不畅，出现气滞征象，就会精神抑郁，并影响呼吸与消化功能，出现胸闷脘胀。

血指血液，濡养流通，周身脏腑，无不仰重。

血虚证属，血量减少，生血不足，失血暗耗。

血瘀证属，血液滞瘀，实夹气滞，虚伴气虚。

血即是现代医学所说的血液，通过血管周流全身，不仅携带水谷精气供给全身营养，还把自肺吸入的清气输布全身，濡养五脏六腑、四肢百骸。正如《素问·五藏生成篇》所说："肝受血而能视，足受血而能步，掌受血而能握，指受血而能摄。"当生血不足，或失血消耗时，则会出现贫血脉象，如面色苍白、头昏眼花、气短无力等。另如血液瘀滞，也会引起一系列的征象，甚至会引起心脑血管疾病。此证包括虚实两型，实者为气滞血瘀，治宜疏肝理气、活血化瘀。虚者为气虚血瘀，治宜活血益气。

气为血帅，血为气母，气行血行，气滞血瘀。

气血畅通，体健身轻，不足瘀滞，百病丛生。

此讲气与血之关系，二者是相辅相成（互相促进）又互相制约的。由于气的推动，血才能得以运行，故曰"气为血帅"，但单有气而无血液，则无营养物质可以供养脏腑及周身，故曰"血为气母"。医家常说："气行则血行，气滞则血瘀"，道出了二者之密切关系。故气血畅通则人体各部功能健旺，反之气滞血瘀，就会导致诸多脏腑及整个身体受累，而引起多种疾病，尤其是目前发病率很高之心脑血管疾病。故对此必须加以足够的重视，做到防微杜渐，才能保证身体健康。

八纲气血，或称十纲，总属定性，综合参详。

现一般均将气血与津液合称气血津液辨证，但实际上，如果气血与八纲及脏腑辨证相结合，进行综合分析，则阴阳平衡、气血畅通、各脏（至少肺、脾、肾）间气血运化正常，则水津四布，津液的生成与运行，自然也就不成问题了。反之，离开了八纲、脏腑，单纯结合气血来讲津液辨证，就显得比较局限。

著名中医大家施今墨先生曾把气血和八纲并列，合称为十纲。这种认识确属真知灼见，笔者认为是很恰当的，这样就把辨证论治中的定性诊断方法基本上都包括了进去，等于是在辨证诊断上的强强联合。

【脏腑简介】

脏指人体，五种脏器，各有分工，运行不息。

上焦心肺，中焦属脾，下焦肝肾，协调统一。

中医脏象学说中之脏是指五脏，即心、肺、脾、肝、肾。根据各脏的位置及其生理特性，中医将其分属于上、中、下三焦。应该指出的是中医理论中的心、肺、脾、肝、肾，与西医解剖学及生理学之相应脏器并不完全相同，其中有相同之处，也有不同之处，可以说中医的脏象学说是自成体系的。古人根据所观察到的人体相关系统之生理功能，将其归属于上述诸脏，并建立起脏象学说和脏腑辨证的医学体系。这在两千年前是极其可贵的，我们不能用后世的生理解剖学知识来苛责古人，而应看其实质。

腑为人体，六种“容器”，司传化物，或兼分泌。

胃胆膀胱，俗称三囊，小、大、三焦，俗称三肠。

中国理论中之六腑，是指胃、小肠、大肠、胆、膀胱、三焦。其中前五种均有相应的解剖学实体，而三焦则无具体的定位，而主要是指一种输布水液和精微物质的功能体系。

有的学子在背诵十二经名称的时候，为了便于记忆，编有一段顺口溜，曰："手三阴，在胸腔；足三阴，在腹腔。手三阳，三个肠；足三阳，三个囊"。本文录此，仅为增加点学习趣味及适应歌诀形式。如有不妥，尚希读者指正。

五脏藏精，六腑化物，脏腑协调，"江山"稳固。

中医理论认为：脏的功能是"藏精气而不泄"，腑的功能是"传化物而不藏"。脏腑互相配合，共同完成人体的各种生理功能，才能保持人体健康。

【五脏】

心主血脉，又主神明，心脏血管，中枢神经。

血脉畅通，体健无病，心神健旺，身心康宁。

在中医理论中，心的功能包括两个方面，一是心主血脉，二是心主神明。前者相当于现代生理解剖学之心脏，后者相当于中枢神经之大脑的功能。在具体辨证的时候，我们只须根据相应的内容来认识就可以了，无须死抠其名称。事实上，无论是在医学典籍中还是在实际诊疗中，当提到"心"时，何处代表 Heart（心脏），何处代表 Brain（大脑），读者自会了然于心，没有人会去误解。例如在讲到"心神"的时候，人们自然会与神经系统之大脑相联系，而当说"心脉瘀阻"时，也自然会想到循环系统之心脏，丝毫不影响辨证论治，也就是中医的诊断和治疗。

另有心包，卫护神宫，温邪侵入，病情危重。

中医理论认为：心包是卫护代表元神之“心”的，外邪侵扰心神，先要通过心包。这颇有些类似于脑脊膜，例如：外感热病高烧时可以引起神昏、抽搐、颈强及角弓反张等，这就相当于西医所说的脑膜刺激症状。此时病情就已非常危重了。

肺脏主气，专司呼吸，又主皮毛，肺卫护御。

肺朝百脉，心肺相交，宣发肃降，通调水道。

中医理论之肺包括了现代医学之呼吸系统，同时还包括了一部分上皮系统，即人体之皮肤（包括毛孔、汗腺），并认为是肺脏的外围组织，即肺卫。同时还认为肺与全身血脉是相通的，这些理论都是非常正确的。此外中医还认为：肺脏通过宣发肃降作用，参与水液代谢。如《灵枢·营卫生会》篇曰：“上焦如雾，中焦如沤，下焦如渎”。这也是非常正确的。现代生理学研究证实，人体每日通过皮肤和呼吸道蒸发出的水分约400~500ml，而在增加活动量和发热时，蒸发的水量还要多。

脾主运化，饮食水湿，濡养丛身、肌肉四肢。

脾主升清，又主统血，后天之本，贵有胃气。

中医理论之脾脏主司运化，包括运化食物和运化水湿。前者是吸收营养物质来供给其他脏器及肌肉四肢，以进行新陈代谢和维持人体正常生命活动。后者是中医之独特理论，认为脾能运化水湿，又怕被水湿困扰（脾能运湿而又恶湿）。当脾不能运化水湿就会反为湿困，出现纳呆（不思饮食）、消化不良等。实际上是消化道黏膜水肿，当用芳香化湿及健脾利湿药物后，就能恢复正常，脾和水湿的关系还有另外一个因素，即当脾的运化食物的功能低下，不能从中吸收营养时，将会导致血浆蛋白降低，不能固摄水分，致使渗入到组织间隙而引起水肿，即营养不良性水肿。此时，除需补充蛋白质等营养物外，提高脾脏运化吸收功能也是很重要的一个方面。

脾主管吸收输布、升散水谷精微，胃主受纳腐熟，将食糜和浊气向下通降，脾主升清与胃主降浊是相对而言的。此外，脾还有统血功能，亦即认为脾脏有造血的功能。这与现代医学理论也是有其关联的。因为合成血球蛋白需要铁和蛋白质，二者均须通过脾之运化吸收。故贫血病人除补充蛋白质和铁元素外，也需同时健脾，才能促进吸收。

总之，脾的功能十分重要，故中医称其为后天之本。只有脾运健旺，吸收营养充足，才能精力充沛，中医称为有胃气，不仅从神色上可以判断，从脉诊中也可察知。故曰脉贵有神，就是指的胃气。

肝主疏泄，气机升降，情志调和，心情舒畅。

助脾运化，饮食甘香，又主藏血，目明筋壮。

中医理论之肝具有特殊涵义，与西医生理解剖学之肝脏有很大区别。中医之肝主要是指情志，相当于大脑皮层的兴奋—抑制活动与植物神经系统之交感—副交感神经功能。中医理论认为肝主疏泄或肝主条达，亦即在生理功能正常的状态下，人之心情舒畅，大脑皮层兴奋—抑制过程及植物神经活动均很协调，既不过度亢奋，也不感到压抑，因此身心健康。反之，如果这种平衡受到破坏，或是过于亢奋，或是过于抑郁，都会出现病态，前者称为肝阳上亢，后者称为肝郁不舒。

人体情志与消化功能有密切联系。如果情志舒畅，则饮食甘香，反之则会食欲不振，脾胃失和。

中医理论中之肝脏还有另一种功能，即贮存血液，谓之“肝藏血”。同时还有明目和荣筋作用。现代医学发现肝脏中含维生素A最多，而维生素A恰有明目作用，缺乏时可致夜盲，可能中医理论之肝能明目即源于此。

肾主藏精，先天之本，主水纳气，骨髓耳发。

肾精相当，内分泌腺，又分阴阳，各有内涵。

中医理论中，对于肾脏的作用是非常重视的，认为肾主藏精，是人体的“先天之本”，主管人体的生长发育、生殖能力乃至体质强弱。

中医认为肾脏主水。这里水的涵义很广，包括体液中含有之一切生命物质，相当于现代医学之内分泌系统，尤其是肾上腺皮质与性腺所分泌的糖皮质激素、盐皮质激素和性激素，以及脑下垂体分泌的生长素及各种促激素。

中医认为肾主纳气，即充分呼吸之力。如体质健旺，则呼吸有力、加深，可以充分呼出废气，接纳新鲜空气，完成有氧代谢。如果体质虚弱，呼吸无力、变浅，则称为肾不纳气。如肺肾阳虚的病人就会出现这种征象。

肾脏还有主骨生髓作用，如肾气充足，则骨坚髓充，而年老体衰之人，肾精不足，则骨髓空虚，骨骼松脆，西医称为骨质疏松症，此时即使补充钙质也难以吸收，严重时还会发生病理性骨折，故如何预防骨质疏松症，也是老年保健的内容之一，而中医运用补肾药物调治，可有一定的改善。

肾脏功能是否健旺，从人耳听力和毛发生长也能体现出来。如肾精充足，则耳聪发黑，如年老肾衰，则耳聋、重听，发白、发脱。

肾中精气，是机体生命活动之本，对机体各方面的生理活动均起着极其重要的作用。如与现代医学理论对照，则相当于人体内分泌腺，尤其是脑下垂体、肾上腺与性腺。通过理论分析和实践观察，又可将此肾中精气分为肾阴、肾阳。“对机体各个脏腑组织起着滋养、濡润作用的称为肾阴，对各个脏腑组织器官起着推动、温煦作用的称为肾阳。肾阴和肾阳，又称元阴和元阳，真阴和真阳，是机体各脏腑阴阳的根本，二者之间相互制约又相互依存、相互为用。维护着各脏阴阳的相对平衡。如果由于某些原因，这种相对平衡遭到破坏而又不能自行恢复时，即能形成肾阴虚或肾阳虚，出现内热、眩晕、耳鸣、腰膝酸软、遗精、舌质红而少津等肾阴虚证候，或是出现疲惫乏力、形寒肢冷、腰膝冷痛、小便清长或余沥不尽、遗尿失禁、舌质淡，以及性功能衰退

和水肿等肾阳虚的证候。”（引自《中医基础理论》）

【六腑】

胃与脾脏，互为表里，腐熟水谷，运化食物。

饮食宜节，凉热适度，过饱过饥，皆伤胃气。

胃，又称胃脘，其生理功能主要是受纳饮食与腐熟水谷。胃与脾互相表里，脾以升为和，胃以降为和（亦即：脾气宜升，胃气宜降）。中医特别重视脾胃的作用，在论述脉诊时，亦强调要有“胃气”，如《素问·平人气象论》曰：“平人之常气禀于胃，胃者平人之常气也，人无胃气曰逆，逆者死。”“人以水谷为本，故人绝水谷则死，脉无胃气亦死。”《素问·玉机真藏论》在谈到胃与其他脏腑的关系时说：“五藏者，皆禀气于胃；胃者，五藏之本也。”说明胃气之盛衰关系到人体的生命活动及其存亡。在治疗疾病时，应注意要保护胃气，将其列为一项重要的治疗原则。在日常生活中，亦应注意饮食卫生，注意冷热适度，不过饱过饥，不损伤胃气，才能有助于身体健康。

泌别清浊，小肠化物，水与养分，吸收转输。

小肠与心，互称表里，源自经络，脏腑少系。

小肠是人体消化系统的又一重要器官，其主要生理作用是受盛化物，泌别清浊。亦即将经胃脘腐熟之饮食物进一步加以消化，吸收有用之营养部分，并转输于全身，而将其糟粕部分送入大肠。

总的来说，小肠与脾胃的关系密切，而平常所说的

“心与小肠相表里”，主要是在十二经脉走行中，手少阴心经与手太阳小肠经互相连接络属，而在脏腑功能上心与小肠却很少有关联。至于上焦有热，口渴面赤、口舌生疮、小便短赤时，认为是心移热于小肠，其实这种说法也很牵强，从其所用导赤散或导赤丹的药性来看，主要是清热利尿，与胃和膀胱的关系更大一些，而与心及小肠则很少关联。

大肠专司，清理糟粕，按时排便，身轻体和。

便溏不爽，肠燥便秘，证候不同，治法各异。

大肠是将来自小肠的食物残渣，再吸收其中多余水份，并转运排出。由于排出的粪便主要是食物糟粕，其中还含有一些有害的物质，如粪臭质、吲哚等，如果不及时排出，积存体内，会引起头疼、烦躁等不适，故应养成按时排便的习惯，多食含纤维素的蔬菜水果等，以保持大便通畅。

应该注意的是，当脾胃功能虚弱，或肠功能紊乱时，往往大便溏薄，不能成形，而又不像稀便很快排出，而是黏着肠壁，造成便溏不爽。此时宜调理肠胃、健脾燥湿，不宜按便秘医治，再用行气导泻药物。（笔者见过不止一例这样误治病例，故在此略加赘述。）

胆为奇恒，清净之腑，与肝相连，并称肝胆。

浓缩胆汁，注肠消脂，中阻横溢，黄疸病至。

胆为六腑之一，又被列为奇恒之府。它与肝相连，在经络上又互相络属，故互为表里。其功能是接受由肝分泌的胆汁，在胆囊中加以浓缩。当食物经过小肠时，胆囊口开放，将胆汁注入小肠，以消化脂肪食物。如果胆汁排流不畅，例如胆石症或胆囊炎以及肿瘤压迫等，导致胆道梗阻，可引起黄疸。需要辨清病因，分别医治。

膀胱接肾，泌尿存储，阳气温充，开合自如。

尿频急痛，湿热宜清，尿清淋漓，阳虚宜固。

膀胱与肾接通，二者经脉相互络属，为表里关系。膀胱为贮尿排尿器官，正常时开合自如。如膀胱发炎，多由于逆行感染，常见为大肠杆菌侵入尿道所致，症见尿频、尿急、尿痛，治宜清热利尿，最好是中西结合，症状消失后再用药2~3日，以期彻底治愈，防止转成慢性。如果阳气虚衰，膀胱括约肌松弛，引起尿淋漓失禁，则应扶阳益气，固涩肾关。

三焦亦属，六腑之一，上中下焦，曰雾沤渎。

总司气化，水津输布，淋巴液网，略为相符。

关于三焦之名、实，历来有不同提法。一是，认为是上、中、下三焦之总称，上焦一般是指胸膈以上之心、肺及头面部，特别强调肺系之宣发作用，即通过呼吸蒸发水气，“若雾露之溉”，故《灵枢·营卫生会》曰：“上焦如雾”。中焦主要是指脾胃，认为其能“泌糟粕、蒸津液”，故曰：“中焦如沤”。下焦多指两肾及大小肠、膀胱，能够排出多余的水分及废物，相当于下水道，故曰“下焦如渎”。《素问·灵兰秘典篇》则未分上、中、下焦，仅曰“三焦者，决渎之官，水道出焉”。

但也有的医家认为三焦不是一个实体，如《难经·

三十八难》曰："藏唯有五，府独有六者，何也？然：所以府有六者，谓三焦也，有原气之别焉，主持诸气，有名而无形，其经属手少阳，此外府也，故言府有六焉"。这就是说：三焦仅存在于经络之中，而非实体器官。

虽然上述各医家著述对三焦的实体和部位有分歧，但对其生理功能的认识还是基本一致的，即认为是主持诸气，运行水液及疏通水道，调节其升降出入。

关于古代医家对三焦形、位的不同表述，笔者认为并不足怪。其实在西医的解剖学中，也有同样的情况。如在循环系统中，心脏可说是一个实体，血管虽然细长但也有其形状和位置而且有其血液内容，这均可谓有形。但是细分到毛细血管网，甚至血管外的组织间隙，以及微细淋巴管网时，就很难说清其形状和位置。但正是通过这些微循环网络，才保证了全身各处组织细胞的营养和氧气供应。其总体的生理效应，一点也不比心脏和大血管差，而是互相关联，合成为一体的。古代医家通过细微观察，发现在有形的脏腑和器官外，还有一种似乎无形但却能够推测和感受到的一个特殊微循环网络，参与水液输布、运行，亦即体液循环，这使我们不得不赞叹古代医家的洞察力。这种洞察力，不是凭空想像出来的，而是通过细致入微地观察和体验得出来的。在二千年前人体解剖学尚不发达，显微镜也没有发明的时代，能建立起这种理论难道不是很难能可贵的吗？吾人看待和分析任何事物，均应看其本质，而不可仅看其表面，才能作出正确的判断。

【脏腑辨证】

五脏六腑，体内深藏，发为脏象，乃可参详。

司外揣内，西称黑箱，生理病理，奇恒揆量。

一叶知秋，见微知著，四诊合参，洞见脏腑。

人体之五脏六腑，均深藏体内，但其生理、病理活动通过各种信息通道，可以表达出来，因而可通过“司外揣内”进行定位诊断。又通过“见微知著”和“揆度奇恒”来早期发现和监测其生理、病理变化。揆度奇恒即知常达变，奇指异常病理变化，恒指正常生理状态，发现了与正常不同之处，就要加以分析、研究，找出其发生的原因，以便进行调整。这与西方科学之黑箱理论颇相一致。但是，中医的脏象理论相当完整、系统，充分地反映了事物的内涵本质，而并非无根据地猜测。

古人云：“落一叶而知天下秋”，又曰：“寒蝉知秋”“金风未动蝉先觉”，这些物候也都是反映了一定的自然规律和生物科学内涵（物候学也是一门科学）。中医理论认为：宇宙是一个大的天地，人体是一个小的天地，各自有其发生、发展的规律，其间有些规律是相通的，而且也是互相影响的，中医的脏腑辨证，也同样反映了人体生命活动的规律，而且人是世界上进化最高级的生物体。人体生命科学的内涵远比寒蝉知秋和一叶知秋要复杂的多，体内外的一些微小变化，也常能引起人体相应的反馈信息。这也正是中医脏腑辨证的物质基础。

（详见《中医诊断学》之脏腑辨证专论及本书《四诊与八纲等辨证体系对应表》）。

脏腑辨证，主属定位，性位合参，始为完备。

脏腑辨证，主要属于定位诊断，尚须与八纲、气血等定性诊断合参，始为全面。当然，由于各脏腑均有其自身功能，故也包含有定性之意。总之，性位合参，始更完备。

【病因辨证】

病因辨证，内外不同，致病因素，病态反应。

外感六淫，内伤七情，饮食劳倦，跌创毒虫。

病因辨证。主要是外感六淫（风、寒、暑、湿、燥、火）、内伤七情（喜、怒、忧、思、悲、恐、惊）以及饮食、劳损和外伤、毒、虫等致病因素，作用于人体时所产生的病理反应。

古之疫疠，今传染病，伤寒温病，各有专经。

伤寒病之六经辨证与温热病之卫、气、营、血辨证或三焦辨证，均揭示了外感热病的发生、发展规律和治疗对策，而为后世医生的津梁。

审证求因，内外寻源，社会环境，密切相关。

这些内、外致病因素导致的疾病，虽然各有其因，但也与气候、环境及社会因素密切相关。

【六淫辨证】

病因辨证，六淫为先，风寒暑湿，燥火为患。

风、寒、暑、湿、燥、火本为自然界之正常气象因素，但如过于偏盛，或人体虚弱，适应能力下降，即可成为致病因素，故称为六淫。

风邪号称，百病之长，袭表中里，善行数变。

风为阳邪，其性走窜、善行数变。常与其他各邪相兼，而为其先导，兴风作浪，故号称百病之长。中医的"风"除了自然界之外风，还包括内生之"风"，前者如外感风寒、风热、风湿、风燥，后者如肝风内动、中风、热极生风、血虚生风等。就内风而言，因"风"邪袭于肌腠、皮肤、经络、脏腑之不同，可引起麻木、瘙痒、疼痛、抽搐、强直，乃至神昏谵语，卒中昏仆等。此处之"风"，实即指内生之各种致病因素，当然这些内生因素的产生，也与外界因素的影响（例如气候、饮食以及各种社会因素等）密不可分。

寒为阴邪，凝滞收引，夹风夹湿，痹病呻吟。

寒为阴邪，其性凝滞收引，所到之处常可导致体表肌肤毛孔紧缩，影响并阻碍局部或周身之经络血脉畅通，产生各种病变。尤其与风、湿结合，引起风寒湿痹。日久还会出现自身免疫反应，相应部位的组织细胞变性，产生异性蛋白物质，如抗链 O、类风湿因子（RF）、L27 等病理因子，进一步破坏局部组织，引起历节风（风湿性关节炎）、尪痹（类风湿性关节炎）、大偻（强直性脊柱炎）等，给患者带来很大痛苦。

外为条件，内为根据，标本同治，效愈可期。

西医对于类风湿病等自身免疫性疾病，多以单纯抗炎药和激素等免疫抑制剂为主，疗效不理想，且有很大副作用。而中医通过辨证论治，逐步调整和纠正其病理偏向，恢复和谐稳态，常可取得较好的疗效。如能早期系统治疗，亦可有望治愈（参见后附之辨证论治示例）。

冬寒夏暑，春温秋燥，顺时调养，健康可保。

四季的气候变化是大自然的规律，人们无法改变，只能顺应自然，来调节生活起居，并适当锻炼身体，注意养生之道，提高机体抗病能力，才能保持身体健康。

【六经辨证】

仲景先师，论述伤寒，六经辨证，千古垂范。

伤寒是指因伤于寒而引起之外感热病，泛指一切外感热病。六经则是指伤寒病发生、发展的六个阶段。

伤寒及六经之名，原始于《素问》之热论篇。但当时叙述较简略，只是初具雏形，证、脉均不甚详，且无方药治法。

至汉代医家张仲景，有感于伤寒病之危害，伤族人之沦丧，乃勤求古训，博采众方，潜心研究，并根据大量临床观察及临证体验，将伤寒病之各种类型及其临床表现进行条分缕析，列举其脉证特点及诊治方法，著成《伤寒杂病论》。从此确立了伤寒病之六经辨证体系，实开中医诊治外感热病及传染病之先河，具有极高的医学科学价值和临床实用价值。故后世尊之为医圣。

伤寒热病，正邪传变，三阳三阴，各具特点。

《伤寒论》中所讲之伤寒，有广义与狭义二指。狭义之伤寒是指太阳病中以恶寒、脉浮紧为主之表寒证，广义之伤寒则系泛指各种急性热病。《素问·热论篇》曰："今夫热病者，皆伤寒之类也。"《伤寒论·伤寒例》则曰："凡伤于寒，则为病热"，说法是一致的。至于其病因，在伤寒例中开篇即说："阴阳大论云：春气温和，夏气暑热，秋气清凉，冬气冷冽，此则四时正气之序也。冬时严寒，万类深藏，君子固密，则不伤于寒。触冒之者，乃名伤寒耳。"在具体命名时，《伤寒论》还把有明显感寒史、中而即病者称为伤寒，而把无明显感寒史之外感热病称为温病，如"其冬有非节之暖者，名曰冬温"。而在春季发病者，称为春温。其他季节亦可能有发病，只不过以冬季最著而已。故篇中又补充说："其伤于四时之气，皆能为病，以伤寒为毒者，以其最成杀厉之气也。"

《伤寒论》根据外感热病正邪胜复之传变过程，将其分为三阳三阴六个发展阶段。各自有其临床特点。

太阳伤寒，恶寒无汗，证属表实，麻黄汤散。

太阳病是外感热病的第一阶段，分为太阳伤寒与太阳中风两个类型。前者是指伤寒病初起，风寒袭表，皮肤毛孔闭塞，与外界相通之鼻腔与支气管黏膜亦因受寒而紧束，属表寒实证，故恶寒无汗，头疼身痛，或有轻微咳喘，脉象浮紧。治宜辛温解表，宣肺平喘，麻黄汤为其代表方剂。方中用麻黄发汗解表，兼有宣肺平喘作用为君，桂枝助麻黄温阳疏表为臣，甘草和中益气为佐，杏仁宣肺止咳为使，适用于风寒束表而无里热兼证，及尚未入里化热者。

太阳中风，恶风微汗，是属表虚，桂枝汤煎。

外感风寒，但反应较弱，肺卫不固，故出现恶风微汗，脉象浮缓，属表寒虚证，称为太阳中风。《伤寒论》太阳病篇曰："太阳中风，阳浮而阴弱。阳浮者，热自发；阴弱者，汗自出。啬啬恶寒，淅淅恶风，翕翕发热，鼻鸣干呕者，桂枝汤主之。"治宜辛温解表，调和营卫。方用桂枝、生姜温阳疏表，芍药敛阴和营，甘草、大枣和中益气。主要用于轻型之伤风感冒，兼有表虚者，相当于现代医学中由鼻病毒等引起之普通感冒，尚无合并症者。可能有提高体表免疫力，或促进上呼吸道黏膜抗体 IgA 分泌的作用。唯对于重症风寒感冒，或风热感冒及有合并症者，均不宜用，因桂枝性温偏燥也。

阳明病证，四大特征，壮热烦渴，汗溅脉洪。

白虎汤解，体虚参充，热燥便结，三承气通。

阳明病证是外感热病的第二阶段，属于热病中期。此时正盛邪实，双方斗争激烈，主要临床表现为"四大"，即大热、大渴、大汗和脉洪大，称为阳明经证，治宜清热泻火，或加清热解毒。代表方剂为白虎汤。伴有正气虚者，可酌加人参，称为人参白虎汤。如同时伴有津亏肠燥、便结不下者，称为阳明腑实证，治宜清热通便，代表方剂为三承气汤。

其中白虎汤中之主药生石膏，有清热泻火、解肌除烦的功效，知母清热泻火、滋阴润燥，二药配伍，可增加解热疗效。粳米一味，原为供作粥饭之食品，但此时因高热不能正常进食，加入煮粳米汁有保护胃肠作用，并可略微补充营养，颇类西医之静脉点滴5%葡萄糖液，除为等渗液外，也稍有补充体能之作用。甘草本非退热药，但中医认为有调和百药和解毒之功，结合现代药理学研究，甘草有抗炎、抗过敏、解毒及促肾上腺皮质激素之作用。四药配合共奏清热降火、生津止渴之功。20世纪50年代曾以此为主方治疗乙型脑炎，2003年又以本方用于SARS病之热盛期，均取得良好疗效。说明中医中药确实有其科学内涵，也说明这些古老之经典方药具有强大生命力，在创立了近两千年之后，还在继续发挥其医疗作用。

至于三承气汤，包括大、小承气和调胃承气。大承气汤由大黄、芒硝、厚朴、枳实组成，前二药起泻下作用，后二药起理气通滞作用。小承气汤为减去芒硝，调胃承气为减去厚朴、枳实，而加入甘草。各随其证而用之。按本方原无直接清热退烧作用，为何可用于热病中期？盖因高热伤津致肠燥便秘，既影响食欲，又影响毒素和体内废物的排泄。通过清肠通便，既可清除毒素，又可减轻对胸、肺和胃肠等脏腑的压力，可起到分流疏导作用。而有利于整体治疗。这正是中医注重整体调节和进行辨证论治的一大特点。

少阳病处，表里中枢，往来寒热，咽干口苦。

胸胁苦满，心烦喜呕，和解表里，宜小柴胡。

少阳病证是介于太阳表证和阳明里证之间，处于半表半里的病位。故曰："少阳如枢"。此时，正邪相持，互有进退。在治疗上，既不宜单纯解表发散，也不宜单纯解热清里，而应采取和解表里，扶正祛邪之法，小柴胡汤为其代表方剂。方中之柴胡具有辛凉解表和疏肝理气作用，黄芩清肺胃之里热，合为本方之主药。半夏和胃降逆止呕，人参益气扶正，姜枣调和营卫，甘草调和诸药。结合具体病情尚可随证加减。如气虚不著者，可减去人参或改用较温和之党参、太子参或生黄芪。

应该说明的一点是：关于少阳病在六经辨证中的位置，一般均指介于太阳病表证与阳明病里证之间。《伤寒论·辨少阳病脉证并治》篇曰："本太阳病不解，转入少阳者，胁下硬满，干呕不能食，往来寒热，尚未吐下，脉沉紧者，与小柴胡汤。"亦明确地表明了这一定位。本歌括亦以此为准，进行表述。但是，少阳病还有另一种类型，或可称为少阳病 II 型，即介于阳明病与三阴病之间，此时病邪尚未尽去而正气已衰，故病情开始由阳转阴。例如：同上篇曰："伤寒六七日，无大热，其人躁烦者，此为阳去入阴故也。"此处所说之伤寒六七日，是指实际发病天数，此时病人经过太阳、阳明两个阶段之邪正激争，双方俱有损耗，因此已无大热，但因邪尚未尽，故患者仍感烦躁，唯因正气虚，故阳亦不足，而由阳转阴，即经文中所说之阳去入阴，提示病情将会向三阴经转化。这是否也可以说是对"少阳为枢"的另一种补充解释，尚希医界同道共同探讨。

此外，还有第三种情况，即邪去正复的恢复阶级，同篇经文曰："伤寒三日，三阳为尽，三阴当受邪，其人反能食而不呕，此为三阴不受邪也。"患者经过三阳病证阶段之后，没有向三阴病转化，而是已能进食，说明正气已经在恢复，开始逐渐痊愈。故下文曰："伤寒三日，少阳脉小者，欲已也。"以上所说之三日，源于《素问·热论篇》中之"伤寒三日，少阳受之"，乃为约数，并非确指第三天。"少阳脉小"者，是指在少阳病后期阶段，已无洪数或弦紧脉象，而是转为"脉小"，按"小"者是指脉象比较弱小之意，此时正气虽尚较虚，但已无邪气滞留的迹象，故曰："欲已也"。不过这种邪去正复的向愈转归，在六经各期均可出现，不仅限于少阳病也。

太阴里寒，脾胃当先，腹满时痛，纳呆食减。

自利不渴，脉濡沉缓，桂枝加芍，姜附可选。

太阴病属寒邪入里，为里虚寒证，最常受到侵犯的是脾胃，或胃肠。其主要临床表现是腹满纳呆，呕吐腹泻，时腹自痛。本病证与太阳病互为表里，如太阳病误下，引寒邪入里，可转为太阴证，出现上述胃肠症状。这在西医感冒病中，也有胃肠型感冒之称。治疗宜用桂枝加芍药汤。即在桂枝汤之温经散寒的基础上，再增加芍药用量，以敛阴和胃、缓痉止痛。如自利不渴，属单纯内寒者，亦可用四逆汤温之。

少阴虚寒，脉微欲寐，手足逆冷，蜷卧力匮。

下利尿清，咽干津亏，温阳扶羸，四逆汤回。

少阴病的主证是"脉微细，但欲寐。"和"身蜷畏寒”，总起来说，是一派里虚寒象，及全身衰竭（尤其是循环衰竭）的表现。治宜温经通阳，或温阳益气，代表方剂为四逆汤，方中之附子、干姜为温里散寒之主药，再加甘草和中益气，故有温经散寒和温通经脉作用。如气虚著者可用附子汤，方中有附子、人参、茯苓、白术、芍药，其中附子温经散寒，人参大补元气，药效更加全面。此外，尚可重用黄芪，以推动气血运行，有助于回阳救逆。

厥阴证候，病因多端，寒热气血，蛔今少见。

虚实夹杂，寒热互见，辨证论治，分别详参。

厥阴病之厥，主要是指手足厥冷，重时尚可伴有痉僵或抽搐。凡各种原因引起手足厥逆，均可归于厥阴证范畴。如：寒凝经脉、高热寒战、肝气窜逆、血虚失血、蛔虫上扰等均可致厥。即：寒厥、热厥、气厥、血厥、蛔厥。但作为伤寒热病，主要还是寒厥、热厥。寒厥用四逆汤或其衍生方剂（如通脉四逆汤，当归四逆汤。）热厥用白虎汤，经文曰：“伤寒脉滑而厥者，里有热也，白虎汤主之。”蛔厥则可用乌梅丸，该病发作时可出现钻心剧痛，难以忍耐，患者坐卧不安，甚至撞墙碰头，身出冷汗，手足厥冷，故曰蛔厥。《伤寒论》之厥阴病篇中将“气上撞心……吐蛔……”列为首条，这是根据当时的社会历史条件，蛔厥证出现较多之故，现在因生活条件、施肥耕作方法，以及环境卫生的改善，蛔虫感染率已很低，故蛔厥今已少见。

由于引起厥阴证的病因较多，而且虚、实、寒、热可以互相转化，故在治疗时，应仔细辨认，抓住病情本质，进行辨证论治。

六经歌括，仅为简述，诸多变证，参见原著。

《伤寒论》之六经辨证中，包括许多变证、兼证及其治疗方法，通称397法、113方。本歌括不能一一述及，其中有一些是因当时误汗、误吐、误下后引起之变证、坏证，现在已难见到。但其脉、证、治之诊疗原则，则是带有普遍指导意义的，且不仅局限于热病，对其他杂病的诊治也有一定的参考意义。有些临床医家善于灵活地运用经方治疗多种杂病，就是本乎此意，详请参考原著或其他有关论著。

【卫气营血辨证】

卫气营血，温病传变，由浅入深，逐级发展。

卫气营血是温热病发展的四个阶段，病位由浅入深，病情由轻到重，是个逐步发展的过程。

卫为温病，初期阶段，症见发热，微恶风寒。

舌苔薄黄，脉象浮数，咽痛微咳，头痛微渴。

治宜疏散，辛凉清宣，桑菊银翘，随证加减。

卫分证候是温热病的初期阶段，此时温热病邪侵犯体表及上呼吸道黏膜，中医称为肺卫。叶天士《温热论》曰："温邪上受，首先犯肺"。吴鞠通《温病条辨》曰："温病自口鼻而入"。均是指本证候的病理部位。其主要临床表现是：轻或中度发热，微恶风寒，咽痛、微咳，舌苔薄黄，脉浮数。治宜辛凉解表，代表方剂为桑菊饮和银翘散。此二方中的药物，均以辛凉解表（如薄荷、荆芥穗、牛蒡子或桑叶、菊花）、轻宣肺气（如桔梗、杏仁）为主，稍佐以清热解毒（如银花、连翘）及清气分热药（如芦根、竹叶），对于温热病初起及普通风热感冒，均有很好疗效。是中医治疗早期外感热病的有效良方。

温邪入里，气分阶段，热盛阳明，口渴心烦。

舌红苔黄，洪数脉显，治宜清解，白虎汤煎。

肺热咳喘，麻杏石甘。湿多热少，三仁露丹。

气分证候是温热病的第二阶段。此时温邪已经入里，邪正双方斗争激烈，处于热盛时期，或热病中期，相当于伤寒病的阳明经证。主要临床表现是：高热，烦渴，舌红苔黄，脉象洪数。治宜清热泻火或加清热解毒，主要代表方剂为白虎汤。伴有肺热咳喘者，宜用麻杏石甘汤。如热病夹湿、湿多热少者，可用三仁汤或甘露消毒丹。

上述方剂均为治疗温热病或湿温病的主要方剂，在临床应用中屡试不爽。不仅在 2003 年中医药介入抗击 SARS 病时发挥了巨大作用，而且对腺病毒肺炎和禽流感等的治疗也可起到良好作用。故愿在此略多讨论一下。

白虎汤：原为伤寒病之阳明经证代表方剂，但同样也适用于温热病中之气分证候。实际上二者是一脉相承的。本方由生石膏、知母、粳米、甘草组成，方虽简单，但寓意很深。从药理作用来看，生石膏、知母清热降火，粳米养阴益气，有补充营养作用。这在古代没有输液方法，病人又因高热大量消耗能量，且很少进食的情况下，多少有些补充体力的作用。思路是非常正确的。甘草和中益气，从现代药理学看还有抗过敏和解毒作用。全方药味虽少，但配方合理，疗效显著。其中之生石膏一味药物，为治疗气分证之主药，有清热泻火，除烦止渴之功效。因其味辛甘寒，入肺胃二经，尤擅清泄肺热，而温热病正邪交锋之主战场亦在肺脏，故生石膏自为治疗温热病之要药。张锡纯前辈对本药之研究甚为透彻。并有丰富之临床应用经验，可谓得心应手。张氏应用生石膏时，不仅与知母或麻黄配伍（白虎汤或麻杏石甘汤），而且有时与薄荷或阿斯匹林配伍，以助散热功效，对于热盛伤阴者，又与玄参配伍（仙露汤），可谓左右逢源，足为后世垂范。

现代药理学研究表明：生石膏之解热机理主要是作用于体温中枢，故有强而快的退热作用，但不持久。由于生石膏可抑制汗腺分泌，故退热而不发汗，无伤津之弊。如需要发汗退热，则可配伍其他发汗解热剂，如麻黄、薄荷等。张锡纯前辈之加用薄荷或阿司匹林，即含有此意。

生石膏不仅有直接解热作用，而且还有抗炎和增加免疫功能的作用。其抗炎作用是可使毛细血管通透性降低，从而减少炎性渗出。这一点非常重要，尤其是对于SARS病和腺病毒肺炎等，均属于间质性肺炎，其主要病理机制就是肺间质充血、水肿、渗出，反过来又压迫肺泡之毛细血管，影响氧气交换，因而出现呼吸困难、喘憋和机体缺氧。生石膏通过降低毛细血管的通透性，减少肺间质组织液渗出，不仅能使临床症状得到改善，而且大大减少了肺水肿和后期肺间质纤维化的并发症。而西医疗法之单纯输液则有增加肺水肿之危险，从这一减一增，即可看出中医治疗病毒性肺炎的优越性，这也是为什么采用中医药治疗 SARS 病之治愈率高而后遗症少的一个重要原因。当然，中医治疗 SARS 病和其他病毒性肺炎，不单是靠白虎汤和生石膏，还有其他方药配伍，包括利水渗湿药等，进行整体调节和辨证施治，但白虎汤和生石膏在其中确实起了很重要的作用。张氏在应用生石膏治疗热性病时，还打破了一般每日煎服二三次的常规，采用多次随饮，这就保证了疗效持久。

生石膏的增强免疫功能，主要是 Ca^{2+} 可以增强吞噬细胞功能，并有利于对已死病菌及尘粒的清除，此外，生石膏还有解痉和镇静的功用，这些都在治疗热性病中起到了良好的作用。

回顾 20 世纪 50 年代，中医介入治疗乙型脑炎时，也主要采用白虎汤为主方，同样取得了良好的疗效。当然乙脑病毒袭击的靶器官不是肺，而是脑组织。但却同样存在着脑组织炎性渗出和脑水肿的问题，白虎汤也发挥了同样的治疗作用，因而提高了治愈率，降低了病死率和后遗症致残率。

总之，像生石膏这样对伤寒或温热病都能起到重要医疗作用的药物，对其药理作用很值得进一步加以研究，这样才能不仅知其然，而且还能知其所以然，也只有这样才能由必然王国走向自由王国。这不仅对于中国医学，而且对于世界医学，也有很大的意义。因为迄今为止，对于许多病毒感染的急性热病，西医还缺乏有效疗法，而中医药已经证实对之有很好的疗效。这是世界卫生组织（WHO）已公认的事实，吾人能不认真思考和努力加以研究乎？

三仁汤：本方见于《温病条辨》，“是治疗湿温初起的一张有效方剂”，药物组成是：杏仁、滑石、通草、竹叶、厚朴、白蔻仁、生薏仁、半夏。方用杏仁宣降肺气，白蔻仁芳香化湿，厚朴、半夏燥湿理气，生薏仁健脾利湿，通草淡渗利湿，滑石、竹叶清热利湿。在具体应用时尚可加入茯苓、陈皮，并配合清气分热之芦根、黄芩等随证加减化裁，多有良效。但“温病内无湿邪，而见发热、口渴喜饮、脉数舌红者不宜用。”

甘露消毒丹：由滑石、茵陈、黄芩、石菖蒲、木通、川贝、射干、连翘、薄荷、藿香、白蔻仁组成。方中藿香、蔻仁、石菖蒲芳香化湿，滑石、木通、茵陈清热利湿，黄芩、连翘清热解毒，薄荷辛凉解表，射干、贝母清肺化痰。“这样，可使湿热之邪，既从表而散，又从中而化，更从小便而出。对于湿温时疫初起，或湿热黄疸，瘟毒轻型者，均可用之。”但“高热神昏谵语而舌绛者忌用”。（以上引文见朱良春教授等编著之《新编汤头歌诀》）

按以上治疗湿温的两个代表方剂，在治疗湿温病及湿热蕴肺之病毒性肺炎中，具有重要意义。盖此时因湿邪瘀滞、壅闭肺窍，可引起喘憋胸闷，西医属于间质性肺炎或肺水肿。这时单纯清热、解毒已不能完全解决问题，必须化湿清瘀、行水利尿，从肺、脾、肾、膀胱等多种渠道进行疏通，使水湿得以清除，病情亦得以缓解，此亦釜底抽薪之义。

如果和西医疗法相比，就更能看出中医在这方面的优越性，因传统西医多重视抗感染（抗菌或抗病毒）、消炎及补液、退热，不大重视疏导及渗湿、行水、利尿。因此很易出现肺间质瘀血、水肿、渗出，即使痊愈后，也容易出现肺纤维化等后遗症，因此在这方面，西医应该很好地向中医学习，而且首先是要在思想方法上开拓思路，从中看到中医理论的科学性，其次才是具体方法、措施和具体方药。因为只有正确的思想方法才能指导正确的实践。而中医的理、法、方、药辨证论治方法，正是本着因势利导、促进矛盾转化这一思路进行的，中医的这一优势在有特效抗菌药物及敏感菌株的细菌性感染上，表现尚不太明显，但对缺乏有效、安全之抗病毒药物的病毒性疾病，尤其是间质性肺炎，表现就非常明显。中医的疏导方法也就是老中医所常说的“开门击寇”。当年笔者业师，著名西学中老前辈石瑛先生，就经常向授业弟子灌输这一诊疗思想。说明这一指导思想确实是中医治疗外感热病的一大特色。

应该特别指出的是：在 2003 年 SARS 病肆虐期间，当代中医界泰斗广州中医药大学邓铁涛教授，首倡用传统中医药治疗 SARS 病，并且一战成功，充分显示了中医辨证论治和因势利导、开门击寇战略思想的威力。不仅压下了 SARS 病毒的气焰，拯救了众多的病人，而且震惊了世界医坛，使中华医学大放光辉。这一成果在国家高层领导支持下，迅速得到推广，并得到世界卫生组织（WHO）的充分肯定，从而开启了中华医学走向世界的新纪元。

按：石瑛先生在上世纪 30 年代为东北原南满医科大学之高材生，后来京，任北京市第二医院内科主任。50 年代初曾奉卫生部命，为全国著名老中医讲授西医内科学。当时卫生部受王斌、贺诚思想影响，认为中医不够科学，需要进行补课，接受现代医学知识教育，故组织全国名老中医集中学习西医之生理解剖学及各科西医知识，石师亦为讲师之一。后因聆听各位老中医讲学，包括任应秋先生讲《内经》、陈慎吾先生讲《伤寒伦》等，深受影响和启发，感悟中医学术之伟大，尤其是其注重整体医疗和治病求本、上工治未病等，正是西方医字所缺乏的，先生从中好像是发现了一个新天地。从此弃西学中，辞去西医内科主任职务，甘当一名普通中医。由于石师天资聪颖，过目不忘，又能虚心好学、潜心研究，终于成为一位出色的中医师，并被任命为中医科主任。石师治学思想悉本《内经》，经常教导后学："治病务求其本"、"有是证用是药"、"有病则病当之，无病则人受之"等辨证论治思想。用药则主张少而精，认为"伤其十指不如断其一指"。70 年代时，笔者常亲历石师治一83岁脑血栓患者，因便秘腹胀，体温升高，经笔者调治一次及在西医急诊室治疗，腹胀发烧不减，后请石师会诊，以川军、元明粉为主，配伍其他药物，喂服一剂而便通热退。诚如岳美中先生所言："治疗急性病要有胆有识，治疗慢性病要有方有守"。笔者自愧弗如，颇感汗颜也。

笔者介绍石师，只是想说明：一位名牌医科大学的高材生和堂堂西医内科主任，对于中医学术能如此景仰、尊重，并全身心地投入其中，这难道不正说明中医学术之伟大及其感人之处吗？反观今日有人对中西医学均所知甚浅，却夸夸其谈，妄言中医不科学等，徒自贻笑大方而已。

还有一段佳话：同为北京市第二医院西医，而且先于石师走上西学中道路的，还有一位医生：就是后来大名鼎鼎的焦树德教授。当时国家号召西医学习中医，征求自愿参加，但当时一般西医对中医还缺乏认识，不愿舍弃西医业务，焦师自报奋勇，甘愿献身中医事业，后来果然成为一位当代名医。其所著之《用药心得十讲》《方剂心得十讲》，一直深受中医学子们的欢迎，成为脍炙人口的畅销医书之一。

营分病属，第三阶段，病深正损，温邪内陷。

热迫心包，神昏语谵，心烦不寐，斑疹隐现。

舌质红绛，细数脉见，清热解毒，凉血化斑。

营分证候，是温热病的第三阶段，此时温邪内陷、营阴受损、心神被扰，病情已进入深重阶段，其主要临床表现是：高热不退，或伴有斑疹隐现，因热盛伤阴，可见舌质红绛，舌苔黄褐而厚腻或干燥，脉象细数。甚至热入心包，神昏谵语。治疗原则：除继续清热化湿及清热解毒外，尚应清营安神，凉血化斑，代表方剂为清瘟败毒饮，方中既含有清气分热之石膏、知母、黄芩和清热解毒之连翘、栀子，又含养阴清热、凉血化斑之生地、玄参及丹皮、赤芍，再加犀角（现用水牛角），共奏清热凉血，安神定惊之功。

血分证属，危重阶段，惊痫躁动，高热昏谵。

血瘀动血，斑疹紫暗，多脏受累，病情凶险。

急宜安宫，牛黄雪丹，全力抢救，冀能转安。

血分证候，是温热病的最后阶段，也是病情危重的阶段。此时除心营受损更重外，因温邪已入血分，进而损及肝、肾，故可出现多脏受累及耗血、动血、动风、阴竭等危重证候。主要临床表现有：高热昏谵、躁动不安，血瘀、动血，斑疹紫暗，重者抽搐、强直，角弓反张。舌质深绛或紫绀，舌苔干褐或黑褐，脉象弦数或实数。正气衰竭时则征象由阳转阴。治疗原则：除继续清热解毒、凉血化斑外，尚应豁痰开窍、镇痉安神。具体则视病情而定。常用方药为紫雪丹、安宫牛黄丸及清瘟败毒饮等。

【治法治则】

辨证既明，治法当晓，证、法合拍，胜券可操。

医谚曰："辨证清则立法明"，找到了疾病的主要症结，就能采取正确的治疗对策，从而可操胜券，此即“法随证立”。反之，辨证不清，立法不明，则其治疗必然会带有很大的盲目性，疗效也不会太好。

治病求本，《内经》明告，主次先后，治分本标。

《素问·阴阳应象大论》曰：“治病必求于本”。虽仅短短一句话，但涵义却很深远。令后世临证医生回味无穷。可以理解为扶其正气，提高机体抗病能力，也可以说是应针对其主要病因，或根据当前的主要证候——即当前的主要矛盾，而采取相应的治疗对策。毛泽东同志在《矛盾论》中说：“任何过程如果有多数矛盾存在的话，其中必定有一种是主要的，起着领导的、决定的作用，其他则处于次要和服从的地位。因此，研究任何过程，如果是存在着两个以上矛盾的复杂过程的话，就要用全力找出它的主要矛盾。捉住了这个主要矛盾，一切问题就迎刃而解了。”

就标与本而言，标是指枝节、局部、现象，本是指根本、整体、本质。“治病必求于本”就是指要抓住事物的根本，分清主要矛盾与次要矛盾，统筹安排，采取相应的治疗措施。

急则治标，缓则治本，扶正祛邪，标本同治。

根据治病求本的原则，一般固然以治本为主。但是疾病的过程是复杂的，主次矛盾也可以互相转化。次要矛盾也可以上升为主要矛盾，派生症状也可以严重危害人体，比如发热本来是机体对抗病邪的一种保护性反应，如果发热不太重，也不一定马上需要用退热药物。

但如果高热至39℃以上时，已经危及人体安全，就应该立即采取退热措施，并防止高热惊厥。又如：咳嗽、有痰，也是人体呼吸道的一种保护性反应，但如痰液过多，阻塞气道，则又可引起喘憋、呼吸困难，甚至窒息。所以说，痰是病理产物，又反过来成为致病因素，这时就要清除痰液，保持呼吸道通畅。这就是“急则治标”。待等邪去正衰时，则又应以扶正为主。有时邪炽、正虚同时存在，或病邪不退而正气已衰，则又应扶正、祛邪并重，进行标本同治。

同病异治，异病同治，三因制宜，唯重现实。

同病异治是指同一疾病在不同人的身上或同一病人在病程的不同发展阶段，由于其表现的证候不同，而采取不同的治疗方法。如本文后附的实例1和实例8即分别属于这两种情况。

异病同治是指不同疾病在某一阶段可出现同一证候，因而可以采取相同的治法。例如：白虎汤证可见于多种急性传染病，凡属热病中期皆可用之。20世纪50年代曾以白虎汤为主治疗乙型脑炎，取得良好疗效。2003年SARS病流行期间又以此用于证属气分高热、毒犯阳明的SARS病人，配伍其他方药，同样取得良好的疗效。

三因制宜是指同样的疾病因时、因地、因人而会有不同的特征，因此在治疗时，亦应有所不同。例如：北方天气干寒，对外感病常用表散风寒之药，又因容易入里化热，故清解之药亦常用之。而南方气候潮湿，外感病亦多夹湿，从而表现为湿温，治疗时就应以清热利湿为主。又如：冬季三九天和夏季三伏天，在用药上亦应有所不同。以麻杏石甘汤为例，其麻黄与生石膏之比例，冬夏即应有所不同。冬季麻黄用量稍多，而夏季麻黄用量就宜稍少，或者用炙麻黄，以减少其发散之性。至于因人而异，如：实例7对厚朴药物的反应即充分说明了这个问题。

以证为纲，纲举目张，辨证论治，立法津梁。

明辨证候，为辨证论治之基础。只有辨证准确，才能正确指导下一步的论治，即：立法、处方、用药。所谓“据证立法”、“依法立方”、“遣方用药”，这样理、法、方、药环环相扣，自然纲举目张。而一旦辨证有误，则接下去也就全盘俱错。从这个意义上来说，框证=定案，因此须十分审慎，不可掉以轻心。

遣方用药，如调兵将，加减变通，仔细参详。

俗云：用药如用兵。医生对各种方剂、药物之性能、特长均应了如指掌，临证时方能得心应手、运用自如、桴鼓相应。关于方与药之关系，一般常规固皆以方统药，然亦有已经将诸类药物了然于心，或根据本人临床经验，习用组合、配伍，而灵活遣用者，总以药证相符为准则。

寒者热之，热者寒之，虚则补之，实则泻之。

是为正治，亦名逆治，融雪消炎，起羸消滞。

《素问·至真要大论篇》曰：“治诸胜复，寒者热之，热者寒之；温者清之，清者温之；散者收之，抑者散之；燥者润之，急者缓之；坚者耎之，脆者坚之；衰者补之，强者泻之。各安其气，必清必静，则病气衰去，归其所宗，此治之大体也。”《素问·三部九候论篇》曰：“必先度其形之肥瘦，以调其气之虚实，实则泻之，虚则补之，必先去（按：此处当作去其瘀滞或通字解）其血脉而后调之，无问其病，以平为期。”这种重视人体内环境的和谐、平衡，对于出现的各种异常病理现象进行全方位调理的诊疗思想，在二千多年前就已经明确昭示，并且见诸文字记载，确实难能可贵。

寒因寒用，热因热用，通因通用，塞因塞用。

此为反治，又名从治，拨开云雾，寻求本质。

寒因寒用：是指假寒真热，如：高热寒战就不能再用热药，而只能用清热药（如生石膏）或辛凉解表药（如薄荷、荆芥穗），或在寒凉剂中少用辛温药来反佐（如麻杏石甘汤为清肺热之方剂，但其中之麻黄则为辛温解表药，与清热泻火之生石膏互相配伍而相得益彰）。

热因热用：是指似热实寒。如：肝肾阴虚病人，本来素质虚寒，但有时也会出现燥热感觉。这时就不能轻易使用寒凉药物，以免进一步伤正。

通因通用：是指热性泄泻，如：急性痢疾、肠炎，其病菌邪毒滞留体内，通过泄泻排出体外，本是一种保护性反应。此时如用涩肠止泻法，势必加重病情。只有采用清热疏导治法，才能清除病菌邪毒，而获得治愈。这不仅在中医，即在西医也是如此。在磺胺和抗菌素发明以前，西医治疗细菌性痢疾就曾用适量之硫酸镁等进行导泻，以清除肠道之病菌。又如：泌尿系感染，虽有尿频尿急症状，但在治疗时仍应清热利尿，不可用收敛药物。另如：肺痈，本已咯吐脓血痰，但因肺内痰热太盛，邪毒壅滞，必须彻底荡涤方能清除病邪、病菌，故中医用千金苇茎汤或涤痰汤以清肺豁痰，再配合清热解毒及扶正药物，而使其邪去病愈，如本文实例9即采取了这种治法。

塞因塞用：是指脘闷腹胀，系由于脾胃虚弱，运化无力，不能鼓舞胃肠，进行正常之蠕动和消化液分泌。此时不宜过用导滞行气和单纯消胀之药物，而应采用健脾养胃、补中益气之方药，如：参苓白术散和补中益气汤治之。还有一种食道裂孔疝，系由于膈肌松弛，胃底贲门部嵌顿所致，也不宜过用行气导滞之药，而宜用补气升提之法，佐以健胃理气，如补中益气汤和参苓白术散等治疗之。又如：脾虚病人，常伴有便溏不爽，患者每诉排便不畅，医者如不详询，可误诊为便秘，而以行气通便治之，以致更加泄泻。此话并非虚语，仅笔者就遇到过两例，一位八十老翁因便溏不爽，医生误用行气导滞之法，药后腹泻十余次，而来余处咨询。其实，这种证候也正是参苓白术散和补中益气汤的适应症。

虚虚实实，医之大忌，详辨虚实，须要仔细。

本条是指虚证误用攻下药物，致使正气更虚，或实证误用温补药物，致使实证更加滞塞。此皆医之大忌。医生于临证时，务须仔细分辨和进行全面分析，以免犯虚虚实实之错误。本文附例中用厚朴后病人更加体虚，即属这种情况。

虚实夹杂，寒热交替，久病证杂，尤需洞悉。

有些疾病，尤其是疑难重病或慢性疾病，往往虚实夹杂、寒热交错。除前述之正虚邪实应予扶正祛邪外，有时还会出现寒热交错或互相转化交替的征象，例如：类风湿性关节炎，一般虽以风湿寒痹证候为主，但在不同病期也可出现风湿热痹的证候。另在外感病的不同病期，也可出现不同的寒、热与虚、实证候。伤寒病就包括了六个不同的病期，在治疗上也必须根据当时的证候表现进行调治，而不能一成不变。还有一些肾阴、肾阳俱虚的病人，往往有乍冷乍热的症状表现，在治疗时亦需滋阴降火与温补肾阳药物互用。

方无大小，合理则良，经典、经验，对证皆良。

中医处方，有单方、复方、大方、小方之别，但不论何者，总以合理、有效为良。有的医家善用经方，所用药味不多，但重点突出，能抓住主证进行治疗。所谓"伤其十指，不如断其一指。"在军事上则叫做"集中力量打歼灭战"。石瑛老师当年就经常向学生讲述这种抓主要矛盾之"兵贵精而不在多"的医疗思想。有的医家习用全面调治，除针对主要证候治疗外，对兼证和派生症状也予以兼顾，其所处方剂药味虽然较多，但皆有其依据。方虽大而不乱，层层有序，绝非头痛医头、脚痛医脚之单纯药物堆砌，病人服用效果也很好，这种大方亦当无可非议。总之无论大方、小方，皆以药证相符为原则。

经典方即古代名家之经典方剂，具有一定之代表性和独到的治疗作用及适应症。但在应用时不一定完全局限于原方，而可根据具体病情进行适当加减化裁，即所谓："加减灵活再变通"。经验方即每位医生根据自己临床经验而总结出来的方剂，或者配对组合。如：人称小儿王和"王六味"之北京著名中医儿科专家王鹏飞先生，在治疗虚寒型腹泻时即以肉豆蔻3g、丁香1g、赤石脂10g、茯苓10g、焦楂10g、伏龙肝10g为主方，具有良好疗效。曾有人报告用此方加减（加莲肉10g，减茯苓、焦楂）治疗小儿秋季腹泻多例，亦有很好疗效。另一位中医儿科专家、孔门弟子王敏智大夫，在治疗小儿上感时，每以菊花、地丁、薄荷、黄芩四味药为基础，叫做"打底"，然后再行展开，随证增加药味。我院老中医李中仁大夫（原华北国医学院毕业生）在治疗肝阳上亢实证时，每以生石决明、生珍珠母、生龙牡、生赭石为先导，然后再随证展开，亦多有良好疗效。至于施今墨先生著名之"药对"，更是早已广为流传。这些中医前辈的经验都是很宝贵的，足为后世学习与借鉴。至于全国许多中医老前辈和各地的广大中医，以及民间医生，亦均有自己的独到经验与习用方药，均可不拘一格地互相交流、推广，发扬学术民主，做到群英荟萃，济济一堂。

是证是药，如对锁钥，药到病除，医患皆笑。

医谚云："有是证用是药"。不论是经典方也好，经验方也好，临时组合配方也好，总以药证相符为原则。

正如俗话所说："一把钥匙开一把锁"，只要锁钥对号，就能药到病除，患者医生皆大欢喜。

专病专方，时亦效良，取其共性，简单病框。

辨证论治，疗效更强，量体裁衣，复杂病尝。

专病专方，是指针对某些疾病的经验方剂，包括单方和复方。如治疗肝气串痛（尤其是肋间神经痛）可用疏肝止痛丸，治疗疟疾可用常山，治疗痢疾可用单味黄连或黄连素，以及白头翁汤等。后者主要是针对痢疾病邪进行清热解毒治疗，属于通用方药，也能起到相当好的疗效。如在上世纪 60 年代，我国处于经济困难时期，所有抗菌素均缺乏，医院治疗细菌性痢疾就采用白头翁汤，中西医师均开此药，亦有良好疗效，当时还采集刺黄连或杨构花，制成片剂或浸膏剂以治疗慢痢，这都是取其共性。但这只能针对一般简单病例，如属复杂病例或虚实夹杂者，仍需辨证论治，根据表里、寒热、虚实、阴阳和气血、脏腑等不同证候，进行全面调理，才能收到良好的疗效。

关于黄连素是否可以算作中药，在学术界有不同的看法。对此，笔者考虑是否可以不去深究。虽然现代药学家从中药黄连或黄柏中提出小檗碱的有效成分，并命名为黄连素，作为西药或中药西制药物使用，但毕竟其"老家"还是来自中药，与中药有一定之血缘关系。在某种情况下，也不妨还当作中药来使用。笔者亲经一例似可说明这点。

1973 年夏，笔者之 4 岁小儿随其母自老家探亲归，因“水土不服”（不知对何物过敏），周身起较大之水疱疹，疱壁甚薄透明，大有一碰即破之感，并有瘙痒，舌质较红，按中医辨证属于湿热内蕴，走窜于皮。法当清热利湿，然当时已是晚上10点多，药店饮片部已休息，无法抓中药。欲待明日，又恐水疱抓破感染。情急之下，即以家中现有之西药氨茶碱，取1/4片当作渗湿利水之中药使用，又取黄连素1/2片当作清热解毒中药使用，另加1/4片扑尔敏片，作为西药抗过敏药物配合使用，以代替中药之白鲜皮、地肤子。如此“中西结合”，而以中医诊疗思想为主。一次服药后，次晨水疱全消，未留任何痕迹。由此看来，中西药物之别，也不完全在于药物本身，更主要是在于诊疗思想，如能按照中医辨证论治的思想方法，西药也可以为我所用，当作中药使用。如果按照西医的诊疗思想，中药也可能当作西药使用。但无论哪一种思路，只要能解决问题，取得临床疗效，均可聊备一格，而无伤大雅。

【结语】

理、法、方、药，按部就班，丝丝入扣，疗效自显。

“四诊八纲、理法方药”为中医辨证论治体系的简称。前四字主要是指将通过四诊获得的各种信息进行归纳分析。后四字系指辨证论治的主要步骤。二者相和，即构成中医辨证论治的完整体系，为指导中医诊疗之准绳。而药证相符，自然疗效就好。

关于理、法、方、药四个方面的关系，其中的

"理"实际就是分析发病机理，并做出正确的判断，亦即所谓"辨证"。它与下面"法"的关系，是相互对应，所谓"因证立法"、"法随证立"。而遣方用药又是贯彻治疗大法的具体方案和用药措施。医生决定选用何种方剂和选用哪些药物，都是根据具体证候和针对该证候的相应治法而决定的，所谓"依法立方"和"方从法出"。至于方与药的关系，方是各种药物的配伍组合，是根据不同的疾病与证候而选药组方的。由此可见理、法、方、药是中医辨证论治的四个诊疗层次，只有互相衔接，丝丝入扣，才能充分发挥中医药的巨大潜力，为人类的健康事业做出应有的贡献。

总括来说：中医的四诊八纲、理法方药、辨证论治这一套完整的诊疗体系，和医学理论体系，层次清楚，环环相扣，理论严谨，实用性强，具有极高的科学价值，而且，根据"实践是检验真理的唯一标准"这一唯物主义观点，这一诊疗体系已经历了两千年的临床实践，证实确有良好的诊疗效果，曾为无数患者解除了病痛。它不是某种具体的疗法或药物，而是一把能够打开降服病魔之百宝囊或武器库的万能钥匙。但在具体运用时却要求医生有较丰富的临床经验和较高的诊疗技术水平。此外，还应具有认真负责的工作态度和良好的医德医风，才能成为一名合格称职的中医医生。

人体复杂、疴亦万端，病证合参，始克周全。

辨证论治虽然是中医学非常重要而有效的诊疗原则和方法，但因它只是分析在整个病程的某一阶段所出现的证候和病理变化，并据以制定出相应的、精当而有效之治疗方案，故并不能涵盖疾病的全过程及其发展规律，而提前预测下一步的病情及准备好相应的对策。就像《三国演义》中所描述的诸葛亮预设锦囊计那样。这个问题在诊治急性传染病和其他急重疾病时，就显得尤为重要。例如：同为伤寒病阳明经证或温热病气分阶段之壮热烦渴证候，细菌性感染之上感、肺炎与病毒性感染之流感、乙脑、SARS 病、流行性出血热等，其病情发展规律和预后均有很大不同，治疗方案亦不完全一样。有共性，也有其各病之特性。又如：同是处在“卡他期”之普通感冒、麻疹和流行性脑膜炎，其病情发展趋势和预后以及治疗方法均不一样，如果稍加疏忽，就会诊断失误，延误治疗，带来严重后果。而且根据首诊负责制，还应承担一定的医疗责任。因此必须病证合参，才能把握全局，预见下一阶段可能出现的病情发展趋势，而预加防范，不至于临时手足无措，或造成误诊、误治。

以上提到了病证合参，这就不能不牵涉到中西医结合的问题。因为现在很多病名都是西医的命名（中医虽有命名，但概念较笼统。如流脑和乙脑，西医分类十分明确，而中医则无法细分），因此，病证合参，实际上是中医与西医，在诊断上的互相参照，也可以说是中西医在诊断上的结合。而一般所说的中西医结合，则主要是指在治疗上的结合。关于治疗的问题，作为中医自然以辨证论治为主，但对于支气管肺炎等病菌感染性疾病，也不应排斥抗菌素的应用，事实证明二者合用则相得益彰。而对于少数预后凶险，且西医已有特效疗法的疾病（如流行性脑脊髓膜炎或慢性病中之肺结核），则应以西医治疗为主，或者中西医结合进行治疗，不可勉力而为。另一方面，对于某些病证西医尚无有效疗法，而中医有良好疗效者，也应主动延请中医参与治疗。

老生常谈，知易行难，举轻若重，慎掌医权。

“四诊八纲、理法方药”虽属老生常谈，看似易事，然若一世行医都能认真遵照这一诊疗规程，兢兢业业地诊治每一位病人，不致出现纰漏，并取得良好疗效，却也并非易事。每位医生均应慎重行使手中的医权，一心一意地为患者解除病痛。谚云：“知难行易”，反过来说则是“知易行难”。只有认识到事物的复杂性，思想上予以重视从而认真对待，并采取相应之对策，才有可能得心应手，由难转易，反之，掉以轻心、粗枝大叶就很容易出错。

医者仁术，术贵效验，救死扶伤，杏林春暖。

古人云：“医者，仁术也。”毛主席题词：“救死扶伤，实行革命的人道主义。”亦与古人一理。然而仅有仁心而无精湛医术，亦不能为患者解除病痛而有益于人民与社会。马克思主义的哲学认为，检验真理的唯一标准是实践。在医学上，检验医疗水平的标准则是疗效。而欲求有良好疗效，除平素医生应具有丰富的医学知识和临床经验外，在具体临诊时，还必须全神贯注、辨证准确、立法严谨、遣方用药精当，才能取得良好的疗效。不仅患者将因此重获健康，医生亦能从中感到莫大的欣慰。

运用四诊八纲、理法方药进行辨证论治的重要意义及举证示例

一、严格遵循四诊八纲、理法方药诊治程序的重要性

在中医临诊过程中，望、闻、问、切，四诊八纲，理、法、方、药，辨证论治，反映了中医诊治疾病的基本规律，是指导中医临证的根本大法，也可以说是指导诊疗实践的看家之宝。其中尤以“四诊八纲、理法方药”这八个字，代表了中医诊疗方法的精髓，构成了中医辨证论治体系的基本框架，应当成为每位医生的座右铭和科学箴言。不仅是初学的学子，就是学识渊博和经验丰富的老医生，也都不能忽略这八个字。这正如辩证唯物主义是反映事物发展规律一样，任何人都必须遵循这一规律，哪怕是这一规律的发现者和倡导者，也同样要遵循这一规律，否则一样会犯错误。早年我曾见一位学识和经验颇丰的老医生，一边给病人号脉，一边同别人谈话，“王顾左右而言他”，我立刻就对这位老医生的尊敬降低了三分。更有甚者，极个别医生一边为病人诊病，一边谈起生意经，那就更有失医道了。还有一个时间问题，有的医生一上午看百、八十号，平均每一病例不足三分钟，结果正如医圣张仲景所说：“相对斯须，

便处汤药”，由于时间仓促，很难细心体察病情和认真辨证施治，因此，治疗效果也将大打折扣。普通病如此，至于病情复杂的疑难重病，如果稍加疏忽，还可能出现误诊、误治，诚如张仲景先师所说：“夫欲视生别死，实为难矣”。曾见一位治疗某病的专家，由于就诊病人太多，无暇仔细辨证，尝见其为一患者诊治，连续三次，头两张处方完全一样，药味、剂量皆同，只是次序稍有先后，基本上是一个习用方。第三方也仅调整一二味药，而每次均不见效。俗云：“效不更方”。此则不效亦不更方。三帖过后，病家即不再来，而另请他医治愈。当然，根据岳美中前辈“治疗慢性病要有方有守”的经验，有些病也不能求其速效，但上例显然不属这种情况。这说明一个问题：一位医生，不论多么高明，也不论有多大名气，均应保持谦虚、谨慎和认真负责的精神，对每一病例均应从零开始。而一旦形成套路，偏离了辨证论治的方向时，就会陷入僵化，疗效也会下降，甚至完全无效。

二、运用四诊八纲、理法方药进行辨证论治的正反例证

在辨证论治的过程中，第一重要的是要做到辨证准确。这与医生的临床经验和医疗技术水平，以及认真负责程度均有很大关系。如能准确辨证，接下去环环相扣，自然疗效就好。反之，如果辨证失误，则其治疗方针和遣方用药也将会南辕北辙，难以奏效。兹就笔者亲历的几个实例，援引如下，从中或可略窥一、二。

实例1：王君小儿，男，9岁，于1974年8月因咳喘5年，一年来加重。求医于北京中医儿科名家周慕新老先生。患儿在5岁时于感冒后遗留咳嗽。经久不愈，西医诊为喘息性支气管炎，每年秋冬发作，来年天暖缓解，入冬再犯。当年则历夏入伏仍不缓解。经多家中、西医治疗均无显效。听诊肺有喘鸣音，唇、舌较红，脉滑稍弦。周老诊视后，认为病程较久，虚实夹杂，应标本兼治。乃予处方：桑白皮三钱，地骨皮二钱，黄芩一钱，知母一钱半，黛蛤散三钱，葶苈子三钱，生甘草一钱，苦梗一钱，白果三钱，五倍子二钱，阿胶三钱烊化，人工牛黄二分。分冲。

一周后复诊，咳嗽减轻，呼吸较前顺畅，周老嘱继照原方服用。计连服18剂，喘平咳止。乃予改开丸药方，以兹巩固：

皂角一两，白果二两，炒莱菔子二两，人工牛黄一钱。共研极细面，用白面做浆糊，合为小丸，梧桐子大。配两料。每服5~10丸。此后30余年，迄未再犯。

拜读周老原方，辨证准确，用药精当，取泻白散、葶苈丸及补肺阿胶汤之方义，而又不为原文所囿，加减化裁，随证而立，清肺与补肺兼施，宣降与敛涩并用，互相配伍制约，严谨有序。故肺热去而不伤正，旧痰消而新痰不生，肺卫得固，乃奏全功。充分体现了中医辨证论治之科学性。与仅知化痰、止咳、平喘之对症治疗及单纯之抗菌消炎治疗思路相比，确实高明得多。孰谓中医不科学乎！

按：周慕新前辈治疗小儿咳喘有多种方法，临诊时依具体证候而定。此方乃其中最精妙的一法。与本例相类之处方亦见载于北京出版社，1981年版《周慕新儿科临床经验选》，可兹参考。

实例2：（例1相关病例）　安君小儿，女，自1995年3岁时起至2001年春，患"小慢支"。其间反复发作，时常咳嗽，有白黏痰或少量透明黏冻状痰，呼吸不畅或轻度喘憋。平时检查示脉象稍滑，舌质稍红，苔白滑或微黄。咽较红，咽后壁有滤疱增生。听诊肺部有干鸣音，符合西医之喘息性支气管炎。曾经多家中、西医院儿科用消炎、止咳化痰、提高免疫力西药及清肺化痰、止咳平喘方药治均无效。后笔者按周老清补兼施治则，基本照例1原方，有时略作加减，服后咳嗽即止而痊愈。次年又犯一次，用常法施治仍无效，复按周老前方治愈。为防再犯，最后亦给予巩固治疗。但结合患儿之气、阴较虚体质，未用皂罗丸，而以健脾益气、养阴清热之法，合黄芪膏（张锡纯方）、四君子汤（以芪代参），加玄参、沙参及周老方中之白果、人工牛黄，予以立方：生芪100g，白术60g，茯苓60g，甘草40g，玄参80g，沙参60g，白果60g，人工牛黄2g。共研细粉，每服5g，日服2次。其间除一次因外感风热，又有些咳憋，曾予服疏风散热、清解肃肺之汤剂外。一直坚持服散剂。两料后停药，当年及以后均未再犯，通过本例再次印证了周老清补兼施治法对小儿慢性支气管炎确有良好疗效。同时也说明在临证时可以根据具体病情进行适当调整，有是证用是药，这也正是中医辨证论治的最大特色。

实例3：于小学生，男，11岁，因咳嗽二周，曾在某中医院诊治，给服“里热型咳嗽合剂”弗效，请余医治。经查其舌质较淡，苔薄白而濡润，脉濡稍滑。辨证当属痰湿咳嗽。乃以二陈汤合二术、生薏苡仁、白扁豆、冬瓜子等健脾利湿之品，稍加止咳化痰药物，数剂而愈。按里热型咳嗽合剂对于肺胃蕴热所致之咳嗽，确有一定疗效，但由于接诊之年青医生辨证不准确且不重视舌诊及脉象，因而用之无效。由此可见中医之舌、脉诊及辨证论治确实非常重要，绝非徒走形式之“道具”而已。

实例4：王君，女，68岁，素有慢性支气管炎，近又咳嗽加重，痰多白黏，夜间尤重，影响睡眠。听诊肺部痰鸣音较多。曾在某中医院诊治，予服利复星、阿奇霉素及通宣理肺、羚羊清肺等无效。笔者亦曾以清肺豁痰方药治之无功。后经中医研究院陆广莘教授高足何义英君诊治，认为久咳伤阴，肺卫不固，以金水六君煎立方：当归10g，熟地20g，陈皮10g，法夏10g，茯苓20g，生炙草各5g，川芎10g，党参10g，白术15g，细辛3g，桔梗10g。服1剂后痰即明显减少，3剂后嗽止痰消，确有意想不到之功效。方知张景岳前贤创立此方之精妙。

痰多白黏虽属痰湿蕴肺，然其生成却与肺、脾、肾三脏均有关联。如风寒犯肺，固可直接刺激生痰，但脾失健运、水湿内停，亦可致痰饮。故古人创立二陈汤，以理气和中，燥湿化痰。慢性患者之痰湿不化，常伴有脾气虚或肺气虚，可用六君子汤以健脾益气，兼化痰湿。如伴有阳虚证者，还可酌加桂附，以温补肺气。

具体联系本例，因久咳伤阴，肺气不固。从现代医学观点来看，肺泡和支气管壁毛细血管通透性增强，亦可水泛为痰。而张景岳前辈独具慧眼，创立金水六君煎，以熟地滋补肺肾，当归养血活血，生姜温阳散寒，寒重者再加细辛（按：细辛属马兜铃科植物，含马兜铃酸，具有肾脏毒性，故不可过量，亦不宜久用，以防蓄积中毒。中医历来就有“细辛不过钱”之说。），配合六君子汤之健脾益气、燥湿化痰，共奏调补阴阳、益气化痰之功。据文献报道，对于慢性支气管炎合并肺气肿患者，疗效亦很显著。（参见刘盛新主编，人卫版《景岳新方八阵浅解与应用》）

在金水六君煎中，地黄是起主导作用的一味药物，中医认为生地可滋阴凉血，熟地滋阴补血，而通过现代科学研究，发现生地能使阴虚阳亢模型大鼠β－肾上腺素能受体恢复正常，因而有滋阴潜阳之功。地黄能促进肾上腺皮质激素的合成，延缓肝细胞对皮质醇的分解，并能对抗地塞米松对垂体－肾上腺皮质系统的抑制作用，防止肾上腺皮质萎缩，因而又有补益肾阳的作用。另有文献报道，对10例席汉氏综合征患者服用单味干地黄，尿17羟皮质醇及17酮类固醇排出量均见增加，其作用部位在下丘脑垂体系统，而现代药理学及临床实践已知肾上腺皮质激素有对抗超敏反应的作用，可以消散炎症反应，减少组织液渗出。由此看来，金水六君煎能够“滋阴化痰”的原理也就不难理解了。虽然当年景岳前贤创立此方时还不懂得现代药理学的知识，但是他从诊疗实践中发现了地黄有这样的疗效，即予以应用，并且著书立说传之后世。只不过当时人们还无法用现代科学的方法和理论去揭示其机理罢了。实践是检验真理的唯一标准，没有当年古人对地黄的临床应用，也引发不出对地黄的进一步药理分析和实验室研究。反过来说，通过现代的医学科学理论和科研方法，又可进一步验证和揭示中医学术的科学内涵。由此看来，中、西医学虽然存在很大差异，但并不是水火不相容，而是可以互相取长补短，互相融会贯通的。

以上4例均为咳嗽、支气管炎，但治疗方法不尽相同，甚至完全不同，这就是辨证论治的特点，其实引起咳嗽的证候还有很多，焦树德教授曾讲过《止咳七法》，亦是根据不同证候予以立法，仅一咳嗽，即有如此多种治法，足见中医学术之微妙。岂一般机械唯物论者及片面强调对照、双盲、大小样本和T值、P值者所能管窥哉。

实例5：周君，男，26岁，因近数日极度乏力、厌食，在某中医院就诊，一位年青医生查其“脉沉弱”，遂按脾虚辨证，以参苓白术散加减处方。因患者心存疑虑，故未取药，而来余处，余诊其脉，虽初按似弱，然再重按为沉紧有力，并非脾虚脉象。按《四言举要》

曰："沉脉主里，有力为实，无力为虚。"又曰："沉紧冷痛。"《中医诊断学》则更进一步阐述曰："邪郁于里，气血内困，则脉沉而有力。"今脉见沉紧有力，而紧脉为筋脉拘挛之表象，若病邪直中脏腑，亦会反射性地引起脉管拘紧，故辨证当属里实邪郁。结合本例在短期间内突然极度乏力及明显厌食之临床表现，应该考虑到急性肝炎，乃再近前仔细观察患者面容，才发现其巩膜已有明显黄染。盖当日天色较暗，患者进诊室后又侧对医生，且其肤色较深，故一时未能察觉其黄疸体征，但在脉象上却呈现出异常改变。乃嘱再作尿三胆检查，结果呈强阳性，快速血清谷丙转氨酶亦在500单位以上。遂转地坛传染病院，确诊为甲型肝炎，并经在家隔离、治疗一月痊愈。

通过此例亦说明脉诊之重要，同时也印证了著名中医学家赵绍琴先生主张之浮、中、按、沉四步取脉法，的确有其科学价值。有些经过浮取、中取、一般沉取后，感觉其为沉弱的脉象，当继续着力重按时，才发现还是沉而有力的。如果不经过这一步，就很容易做出脉沉弱的判断。就如经典脉象中之伏脉，如果不经"推筋着骨"地重按，很可能诊查不出，甚至以为是无脉症。

实例6：王君，女，50岁，因患感冒，自觉恶寒、头身痛、颈背强紧及咽痛等症状，在中医医院诊治，经治医生查其脉象为浮紧，乃按风寒感冒辨证，投以羌活、荆、防之属。因患者为余邻居，乃执方问余可以服否？余诊其脉象为浮紧数，按浮紧主风寒，浮数主风热，今其紧数兼见，再查其咽部甚红，且有咽痛主诉，说明患者为“寒包火”，即外寒里热，或风寒、风热并见（体表现风寒，而上焦现风热）。乃告之曰：此方服后，君之畏寒、头身痛及颈背强、紧均可解除，唯咽痛不能消除。患者服药后，次日果畏寒身痛等体表症消，而咽痛如故，且出现喑哑失音。盖羌活等属于辛温解表药，其性辛温而燥，用于风寒感冒合适，而对风热感冒或外寒里热证时，只能散风寒而不能清热，且风助火势而使内热外扑或外热内延，故出现喑哑失音。乃改以辛凉解表加清热解毒方药治之，两剂而愈。本例一方面说明详辨脉象之重要性，另一方面也说明咽诊之重要，尤其是外感热病，应该列为常规检查项目。

实例 7：李生，男，18 岁，平素体质较弱，易头晕、乏力、胸闷、烦躁等，检查舌质稍红，脉弦滞。辨证为气阴两虚，兼有肝郁气滞。拟治以养阴益气加舒肝理气。方中用了厚朴 10g，枳壳 10g。按此二味药本人过去也经常使用，尤其对肝胃不和者，常以平胃散加味治之，亦有较好疗效，未发现任何不良反应。谁知本例患者服后即感头晕、乏力加重，并觉面色晦暗、心慌。经重新分析病情，此患者虽有肝郁气滞表象，但因其体质亏虚，主要还是肝肾阴虚证候，同时肾阳亦虚。从现代医学理论分析，应属肾上腺皮质功能低下的体质。厚朴、枳壳虽然亦属常用之理气药，但厚朴对脾胃虚弱及本例肝肾阴虚患者却难以承受。犯了虚虚实实之忌。至是方悟张元素前贤所说：“若虚弱人，宜斟酌用之，误服脱人元气。”确非虚语。乃急用滋补肝肾方药加生芪、术、参扶正益气，虚象方始纠正。其后余即十分审慎，不敢轻用厚朴，或改用厚朴花，可谓一朝被蛇咬，十年怕井绳”。由此可见，中医之理、法、方、药，哪一个环节均不能忽略，对于药性亦必须充分熟悉掌握，方能丝丝入扣，不致出偏。清下药如此，滋补药又何尝不是，尽管有“虚则补之”的治疗常法，但又有“虚不受补”之戒鉴。一方面是脾胃虚弱之人对于滋补之品不能运化，另一方面虚证应分气、血、阴、阳，必须辨别清楚，又兼气、血相关，阴阳互根，在具体应用时如何配伍，亦颇费匠心。前人设计出那么多方剂，就是出于这种考虑。然而在实际运用时，又必须根据病情，随证加减，灵活变通，方能取得预期效果。

实例8：丁中学生，女，13岁，因患左动眼神经不全麻痹，患侧上睑下垂不能视物半月余，经专科医院神经内科用激素及VB_1、VB_{12}治疗无效，后请我所会诊，经按中医辨证论治方法，一剂药后即微露目睛，三日即见显效。一周内即告痊愈。

本例的辨证论治特点是：按一般文献报告，对动眼神经麻痹病例多用活血化瘀方剂治疗，如：血府逐瘀汤或补阳还五汤等。而此例则并无血瘀征象，而主要为阴虚内热，兼受风寒湿邪侵袭，故寒热相搏，而致经络阻痹，经用疏散风热、平肝熄风方药治疗即愈。此亦相当于中医所说之同病异治，以其病名虽同，但因其病因不同，而证候亦不同，故其治疗亦不相同也。（详见后文

《辨证施治治愈动眼神经麻痹一例的体会》)

实例 9：许君，男，62 岁，20 天来咳吐脓痰及脓血痰，X 光胸片及 CT 片示左下肺有块状阴影及“占位性病变”，经数家专科医院均诊为肺癌，拟作手术治疗，后请我所会诊。经我所严格按照西医物理诊断学方法和中医四诊八纲及脏腑辨证方法，分别诊断为肺脓肿早期和痰热壅肺之肺痈。根据中医理、法、方、药程序辨证论治，药用千金苇茎汤加味，三日后即取得显效，二周后完全治愈，至今已三年，追访体健。（详见后文《中西医结合鉴别诊断及治疗肺痈一例的临床体会》）。此例说明无论从中医或西医角度，均应重视基本功，不能只凭一项检查即遽下结论。如西医之详询病史及物理诊断；中医之望、闻、问、切，四诊八纲，理法方药，每个环节皆不能忽略、丢弃。

实例 10：介绍一组糖尿病足病例，运用中医辨证论治方法取得良好疗效的临床体会。其特点是：各例的病史及病情虽不尽相同，但均具有脉络瘀阻及气阴两虚的主要证候。经用活血化瘀、养阴益气为主的治疗方法及维脓长肉，扶正祛邪之外治方法，取得良好的疗效。（详见后文《中医药辨证论治糖尿病足的临床体会》）

实例 11：介绍一例类风湿性关节炎患者，曾用各种西药治疗包括环磷酰胺、甲氨蝶呤、金制剂及消炎痛、激素等仍不能有效控制病情。经我们按中医辨证论治方法，根据其不同病期的证候表现，采取不同治法，而取得良好的疗效。其间除针对风湿病的主证采取蠲痹通络治法外，还根据风湿寒痹或风湿热痹等不同病期的证候表现，采用温经散寒或清热利湿方、药，进行动态辨证论治。这也属于中医治法中所说的同病异治，其实这种动态辨证论治病例，在中医医案中比比皆是，这里只不过是略示其端而已。（详见后文《动态辨证论治类风湿性关节炎一例分析》）

实例 12：张君小儿，女，3 岁，因一周来眼睑浮肿，尿潜血（+）及镜检有少量红细胞，在儿童医院专科做多项化验和检查，包括尿红细胞形态、肾功、肝功、肾 B 超、心电图、超声心动、心肌酶谱，以及各种临床免疫学检验（包括感染免疫、体液和补体免疫、自身免疫），仍不能明确诊断，亦无任何治疗效果，后经北京医院张根腾老中医诊治，以养阴清热、凉血止血之法立方，很快尿潜血转阴，晨起眼睑浮肿亦消。（详见后文《从一例镜下血尿的诊治经过看微观检测与宏观调控的诊疗思路》）

以上说明西医虽有各种精细检验方法。但对某些疾病却缺乏有效疗法，而中医则依据辨证论治，不藉复杂的检测方法，却每能取得较好的疗效。这种现象值得我们深思，并亟应认真总结和进一步分析、研究。这对于推动整个中、西医学的发展，促进中、西医学的融会贯通，均有积极意义。

实例 13：颜面丹毒诊治不当一例：这是一则回顾性病例。当时在文革期间，一次某部委家属委员会主任来电话，曰有一病休在家的老同志，因服四环素后面部起疹，怀疑为药物过敏，请我去家看看，同时给开点中药。我说：自己对皮肤病缺乏经验，最好到医院皮肤科就诊。但由于患者曾在战争时期失去了一条腿，因而去医院不便，请先给看看再说。余去诊视后，见右侧面颊有一小块略红肿，面部皮肤潮红，当时也不能确定是否药物过敏。主任建议先给开中药吃吃看，不行再去医院。于是我就按风热上攻辨证，投以清热疏表及清热解毒药物，暂停服四环素，同时嘱密切观察，如不见好，随时联系或去医院。但当时已是星期六，次日休息，周一上午即接主任来电，谓患者面部红肿加重，一侧且显偏歪。我当时就意识到问题严重了，可能为颜面丹毒，及至一见病人，果然已是面部丹毒，即中医之大头瘟，体温也已升高。当时急送人民医院，因无床位，又转回我院外科，经用抗菌素注射，进行抢救治疗，两天后方脱离危险。此例失误，主要是由于在辨病不清的情况下，勉强投以中药，再加上辨证也不够准确，又因怀疑药物过敏，进一步撤去西药抗菌素，更促进了病情的发展。而中药方中，虽也用了清热解毒和辛凉疏表药物，但因病菌毒性较大，病重药轻，故未能有效控制，而令病情发展。按现在首诊负责制要求，就是延误诊治了病人。通过此例，可见病证结合与中西医结合的重要性。

实例 14：疔毒误散走黄一例：这也是一例 70 年代的回顾性病例，患者翁某，男 35 岁，因左前臂起一疔疖，在某大中医院就诊，当时经治医生予以清热解毒及软坚散结汤剂内服，冀图使其消散，不料引起走黄，导致败血症及脓毒血症，乃急送人民医院抢救。初用红霉素有过敏反应，继改用当时最新型之先锋霉素Ⅰ、先锋霉素Ⅱ（即第一代头孢菌素）注射，两侧脓胸插管引流，最后挽救了生命，但遗有一目失明（全眼炎）。此例也说明病证结合的重要性。同时说明：对于疔毒疮痈，散法亦不宜轻用，需防扩散走黄。一般治疗外科疮疡，均以仙方活命饮为主方，但也有人对此方有不同看法，甚于有一位老中医称其为仙方要命饮。盖以方中清热解毒药味不多，而穿山甲、皂刺则有透散作用，若再加酒煎则更易扩散。如遇毒性强烈的化脓菌感染（尤其是金黄色葡萄球菌），则有可能窜散走黄，引发败血症。当然，以上笔者所举，暂只作为一家之言。尚需有关专家尤其是疮疡外科专家共同讨论研究。

以上试举一些实例，作为抛砖引玉。实际上，每位有经验的中医大夫都可举出很多这样的案例。可以说：四诊八纲、理法方药这一辨证论治体系，是一本永远写不完的宝书。诚可谓言简意赅，应当成为每位医生的座右铭，而在这方面，年青医生更应多向经验丰富的老前辈们学习，冀能出色地运用这一法宝，为广大患者解除病痛，并为中国医药学这一伟大宝库更加充实而添彩增光。

2005 年 10 月初稿

2006 年 10 月增修

【附】辨证论治病例实录

中医药辨证论治糖尿病足的临床体会

北京兴中中医诊所　缐　湧

关健词　糖尿病足　中医药　辨证论治

糖尿病足又称糖尿病性下肢溃疡，中医属于脱疽、坏疽的范畴。系由于糖尿病（消渴病）引起之体内代谢及血循环障碍，导致气血瘀阻甚至脉管闭塞、筋肉失养所致。

笔者在前几年曾师从中医疮疡外科世家出身之苏文翰老大夫，参与或直接诊治过糖尿病足患者，主要运用中医辨证论治方法及民间有效膏、丹制剂，取得一定的疗效，从而对本病有所体会。现结合几个具体病例，分析、讨论如下，以供医界同道参考。

【例 1】张秀明　女　68 岁　京郊双桥农民

初诊日期：1996 年 3 月 14 日　患糖尿病 2 年，1995 年 12 月起左足背及大趾溃疡，曾住本市某医院治疗，给用胰岛素36单位/日及奥复星等药物，2个月来未见好转，大趾末节已坏死，医院建议截肢，患者自动出院，于1996年3月14日来我处求治。当时检查：左大趾溃烂露骨，末端骨质已破坏。足背前半部亦有较深之溃疡，与坏死大趾沟通，周围肤色紫暗，整个左足均显肿胀，肤色亦深暗。

本例患者经苏文翰老大夫诊治，认为属气虚血瘀、肝肾亏损，致筋脉失养，演变为脱疽。治宜活血化瘀、养阴益气及健脾燥湿，兼补肝肾及清热解毒。

处方：当归15g　赤芍15g　川芎15g　生地20g　生黄芪30g　乳香10g　没药10g　牛膝10g　黄芩10g　川军（后下）6g　白花蛇舌草15g　草河车12g　茯苓15g　泽泻15g　苍术20g　五味子20g　山茱萸20g　甘草10g　7剂

另服参连降糖散：人参100g，黄连100g，天花粉200g，泽泻200g。共研细面，每服5g，日服3次。

外用药：以生肌玉红膏用压舌板匀摊刮于纱布条或绷带上，再以棉签滚沾消毒紫金丹薄掸于其上。然后根据疮面大小剪贴敷于患部。外用纱布绷带轻施包扎。隔日换药一次。

经过以上治疗，溃疡面逐渐缩小，长出新生肉芽组织，最后将坏死之左大趾骨末节去掉，创口完全愈合。（见照片）

【例2】王世合　女　74岁　京郊三间房农民

初诊日期：1996年5月6日　患者素有糖尿病史15

年，主要表现为三多症状，尿糖（+++），1996年初病情加重，合并右下肢溃疡，于3月26日住某医院治疗。当时查血糖9.2mmol/L，右小腿胫前红肿，有10×3×2大小溃疡，经用抗感染及胰岛素治疗，每日32单位，同时外科换药后，病情平稳，左小腿红肿消退，血糖亦控制在6.6mmol/L，但溃疡久不愈合。曾做过一次扩创治疗，不但未能愈合，反使创面扩大。医院建议植皮，但因经济条件及有思想顾虑，病家未能接受而自动出院。

检查：脉滞数，舌质暗红，苔较黄燥。左小腿胫前有10cm长之梭形溃疡面。中医辨证：证属气虚血瘀，致湿毒外侵。治宜：活血益气，清热解毒。

处方：当归15g　二芍各15g　川芎10g　生地15g　乳香10g　没药10g　金银花15g　连翘15g　公英15g　草河车10g　川黄连3g　浙贝10g　陈皮10g　茯苓15g　泽泻15g　天花粉10g　生芪30g　党参15g　肉桂2g　7剂

另：人工牛黄1g，琥珀2g，汉三七3g。共为细面×7包，每日早晚随汤药分冲。

外科处理：同例1。

二诊：1996年5月13日　同前症，治疗后稍有好转。继按前方加减。

处方：生黄芪30g　全当归15g　赤芍15g　乳香10g　没药10g　草河车10g　连翘15g　双花15g　公英15g　党参15g　元参12g　桂枝10g　浙贝母

10g　7剂

另：人工牛黄、琥珀、三七散剂用法同前。

三诊：自述局部创口已好转，但近因作梦受惊，感心悸、头晕。查：脉滞数，舌稍暗红。血压140/80mmol。证属气虚血瘀，兼有肝郁气滞。（患者每当着急生气后，血糖即见升高），治宜活血益气，兼以理气、安神。

处方：当归15g　二芍各15g　丹参15g　生地15g　生芪30g　二术各10g　茯苓15g　醋紫胡10g　陈皮10g　法半夏10g　炒枣仁30g　生龙牡各30g　山萸肉10g　川黄连3g　泽泻10g　金银花15g　连翘10g　甘草10g

另方参连降糖散：生晒参70g，川黄连70g，天花粉140g，泽泻140g。共研细面，每服3g，日3次。

外科处置：同前，因患者来诊不便，故除最初几次来所换药外，后均到家换药及指导家属换药。

经过以上方案治疗，至8月初左小腿溃疡已基本平复，仅余1cm^{2}之小痂，但正是由于此痂，出现了反复。原来中医外科治疗慢性疮疡（中医称作“阴疮”）的原则是维脓长肉、去腐生新。忌讳过早结痂。西医治疗烫伤亦有“痂下必有脓”的说法。（当然，这也不是绝对的，必须具体分析，过去也有在这方面判断失误的文献报告）。此次过早结痂主要是在敷用生肌玉红膏时摊药较薄，致创面干燥结痂，而痂下残余菌毒有疮痂的隔离保护，得以复燃。结果功亏一篑，疮面又迅速扩大，基本又回到原来的大小，只好耐性重来。又经过3个月的时间，方始重新愈合。这也是带给我们的一个经验教训。但尽管如此，病家仍非常满意，并按照农村习俗，敲锣打鼓送来锦旗致谢。

按：参连降糖散系采用文献报告之经验方，经观察有一定之降糖效果，但本例患者服用后有胃肠反应，恶心、腹泻，停药后即好。后改天花粉为苍术，再服后即无反应。故考虑为天花粉过敏所致之胃肠反应。以后又有一例应用原方后出现恶心、呕吐及腹泻反应。按天花粉虽在传统方剂中用为主治消渴证之常用药，但经现代医学实验，均未见有任何降糖作用，故此药对消渴病究竟有无疗效？如有疗效当属何种机理？均尚有待研究。然过去入煎剂与群药同服，尚未闻有出现不良反应者。一方面可能用量较小，又与多种群药同煎，因此显示不出来。或者是仅有轻度反应而未被注意和发现。另一方面也可能是入煎剂后经过高温煎煮，蛋白成分已经变性，因而不出现过敏反应，但这种设想必须通过实验鉴定，才能作出结论。而天花粉根据其异性蛋白反应用于妇科引产，这却是不争的事实。因此，建议今后用于直接入药的丸散膏丹制剂，天花粉均应慎用或不用，至少应在药品说明中注明，以免出现不良反应。

【例3】李女士　女　60岁

初诊日期：1997年5月18日　患糖尿病已5年，气管炎10年。糖尿病系于1992年体检发现，当时仅有消瘦、口渴、多饮症状。原尿糖不太高，仅（+）

(±)，多时（++）。但经服达美康或美吡达后反升至（+++）。空腹血糖达256mg/dl，餐后253mg/dl。近期复查：餐后血糖又升至340mg/dl。现四肢疼痛，针刺样。左大趾疼一周，局部肤色较深，皮肤冷热感减弱。另感头目不清。

检查：脉滞动，舌质暗，苔厚。证属气虚血瘀，兼有肝肾阴虚。治宜活血化瘀、清热解毒，兼以滋补肝肾、益气。

处方：川芎15g　当归15g　赤芍15g　生地15g　桃仁10g　红花10g　桂枝12g　牛膝12g　鸡血藤30g　没药10g　乳香10g　公英20g　地丁10g　银花20g　菊花15g　石决明25g　枸杞子15g　五味子20g　山茱萸20g　生芪30g　甘草10g　7剂

二诊：1997年5月26日　上次药后下肢疼痛明显减轻，但足根仍感疼痛。脉沉滞，微动。舌嫩红，苔黄燥，咽暗红。前方再服7剂。

三诊：1997年6月2日　左大趾暗红色已消退，仍有痛感，但已大减。另感咽干微痛。

处方：当归15g　赤芍15g　丹参20g　鸡血藤30g　牛膝12g　公英30g　地丁15g　没药10g　乳香10g　天花粉10g　川黄连3g　云茯苓15g　泽泻15g　车前子15g　党参15g　生芪30g　元参15g　射干10g　桔梗10g　7剂

服前三方后，足趾疼痛已基本不显。但因患者气管炎症状明显，治疗主证改变，有时又感疼痛。经加用活血化瘀药物后，疼痛即减轻。说明活血化瘀在治疗糖尿病足中之重要性。

按：此病例因有服降糖药后血、尿糖反升高的特点，考虑有胰岛素抵抗，经联系在中日友好医院作胰岛素释放试验，其空腹血糖 315mg/dl，糖化血红蛋白 13.2%（正常 6.4%），而 C 肽测定：空腹为 3.91ng/ml，明显高于正常之 0.42～1.65，餐后一小时为 4.88（正常 3.6～12.0），2 小时为 11.1（正常 2.76～10.56），亦在正常值或稍高，说明其血糖升高并非因胰岛素缺乏引起，而是受体“拒载”。这也正是服用达美康等降糖药后为何血、尿糖反高的原因。

【例 4】王老先生　男　76 岁

初诊日期：1997 年 9 月 22 日　患糖尿病 20 余年，用胰岛素治疗已 2 年。近查血糖 125mg/dl，现注射胰岛素，早：用中效 18 单位，短效 10 单位；晚：用中效 10 单位、短效 8 单位。近半月来左大趾肿痛破溃。曾在医院治疗，效果不著。查：左大趾局部明显肿胀，色紫红，趾底尚有药痂外包。证属气虚血瘀，日久脉络壅滞。治宜活血益气，解毒化瘀。

处方：当归 15g　生芪 30g　党参 15g　川芎 10g　二芍各 15g　丹参 20g　桂枝 12g　牛膝 12g　没药 10g　乳香 10g　公英 30g　金银花 30g　连翘 15g　茯苓 15g　泽泻 10g　草河车 15g　甘草 10g　7 剂

二诊：1997 年 9 月 29 日　经服前药后，左大趾肿胀紫暗已明显见轻，疼痛已止，可下地走路。唯第 2 趾微痛。查：局部红肿有明显消减，紫暗色已变浅。前方加生地15g，生芪加至40g，余同前。

三诊：患足肿痛消失，精神亦好，已能外出散步。前方去桂枝、生地，再服7剂巩固。

【例5】张工　男　53岁

初诊日期：1998年8月24日　糖尿病发现4~5年，有三多症状及消瘦、乏力、多汗。近查血糖16mmol/L，尿糖（++++）。检查：脉沉弱，舌色淡紫粉，舌质胖嫩，苔白润。中医辨证：属气阴两虚，肾阳亦虚。治宜养阴益气、健脾燥湿，兼补肾阳。

处方：党参15g　生芪30g　生牡蛎30g　元参15g　麦冬10g　生地15g　山茱萸30g　乌梅20g　五味子20g　苍术20g　茯苓15g　泽泻10g　枸杞子10g　肉苁蓉10g　菟丝子10g　甘草10g　7剂

另，参连降糖散加减：生晒参100g，川黄连100g，苍术200g，泽泻200g。每服3g，每日3次。

二诊：1998年8月31日　三多、易饥症状减轻。脉沉滞濡弱，舌嫩粉红，苔褐厚。

处方：前方加仙灵脾10g，炒白术10g，7剂。

三诊：1998年9月7日　疲乏减轻，尿糖由（++++）减至（+++）（原住院1个半月服降糖药均不见减），潮汗亦见减。舌胖嫩，有齿痕，脉沉滞。

处方：前方加葛根10g，7剂。

四诊：1998年9月14日　多汗、乏力明显减轻，尿糖试纸色较前见浅。脉沉滞，舌质暗绛，苔褐厚，手欠温。

处方：前方减生牡蛎，加法半夏10g。

五诊：1998年9月21日　空腹尿糖近查为（++），试纸色较前继续变浅。中午尿糖尚（+++），夜间无尿，已不出汗。精力见增。另左足大趾甲原色黑，近1月来已长出新甲。唯甲周皮肤尚稍红（新甲白色透明，原病甲色黑不透明，形成鲜明对照，实际上已有糖尿病足先兆）。

处方：前方加当归15g，赤药15g，没药10g，草河车15g。

六诊：1998年10月15日　近十余日出外未服药，但自觉尚稳定，尿糖（++）。脉滞滑数，舌暗绛，舌面光，舌心苔由原之深褐厚转为浅褐见薄。新甲继续增长，病甲已基本脱去，继续巩固治疗。

处方：生地15g　元参15g　麦冬10g　玉竹15g　山萸肉20g　葛根15g　生芪30g　当归15g　赤芍15g　丹参15g　没药10g　苍术15g　黄柏10g　茯苓15g　五味子15g　枸杞子10g　肉苁蓉15g　仙灵脾15g　7剂

【例6】李先生　男　62岁

初诊日期：2002年2月6日　患者有糖尿病史数年。近因足部发凉、感觉迟钝，一个多月前用热敷灵等治疗，致右足第二趾被烫破，曾在附近医院外科诊治，用雷弗诺尔纱条等治疗无效。近查血糖230mg/dl，尿糖（+++），蛋白（++），平时性易急躁。检查：脉弦滑数，舌嫩红，苔白润。甲络微循环滞慢。证属肝肾阴虚，气滞血瘀。治宜养阴益气、活血通络，兼以舒肝理气，清热解毒及滋养肝肾之法。用桃红四物汤加味治之。

处方：生芪 30g　当归 15g　二芍各 15g　川芎 10g　丹参 15g　桃仁 10g　红花 10g　没药 10g　葛根 15g　甘草 10g　醋柴胡 10g　香附 10g　郁金 10g　杜仲 10g　寄生 15g　公英 30g　金银花 15g　连翘 15g　苍术 15g　陈皮 10g　桂枝 10g　焦三仙各 10g　水煎服　5 剂

二诊：2002 年 2 月 10 日　患足趾炎症已控制，趾尖一节半皮色已基本正常，触诊足背已转温，但趺阳脉尚未恢复，急躁见轻，仍有便秘。查：脉滞滑细数，舌淡有舌裂，甲络微循环已好转。

处方：前方加怀牛膝 10g，元参 15g，生芪改 40g，桂枝改 15g，苍术改 20g，焦三仙改各 6g。再服 5 剂。

三诊：2002 年 4 月 21 日　糖尿病足，原病趾红肿破溃已愈，足亦稍温，但较常人仍凉。

处方：生芪 30g　党参 15g　当归 15g　二芍各 15g　川芎 10g　丹参 15g　红花 10g　没药 10g　葛根 15g　甘草 10g　香附 10g　郁金 10g　陈皮 10g　苍术 20g　牛膝 10g　生地 15g　元参 15g　枸杞子 15g　威灵仙 10g　桂枝 10g　焦三仙各 6g　7 剂

【例 7】某患者，患糖尿病多年，伴发足部溃疡亦已数月，已在数家医院医治无效。来诊时一侧足趾已溃烂，足心亦已烂穿，本已告知难治，在其家属恳求下采取上法试治，但因足底部溃疡已达筋膜，且患者照旧频繁吸烟、酗酒（每日饮2～3瓶啤酒），家人劝阻无效，故疗效不显而嘱去医院诊治。此一失败病例说明糖尿病足早期治疗及医患互相配合，均属至关重要。

【例8】胡某　男　35岁

初诊日期：2006年2月　患糖尿病2年，并发糖尿病足3个月。曾在两家三级及三甲医院治疗，基本用雷夫诺尔纱条换药，不能正常穿鞋走路。患者曾问两家医院医生：我的脚什么时候能长好？一家医院答：一年好了就不错；另一家答：至少8个月才能好。经笔者检查，该患者左足肿胀，皮色暗褐，左大趾外溃疡，肉芽组织高出皮面。即予以内服养阴益气、活血化瘀汤剂，外敷消毒紫金丹及生肌玉红膏。一周后复查，左足肿胀即已消退，皮肤色素沉着亦明显好转，肉芽组织减少，已与皮肤齐平（此即中药膏、丹去腐生肌之功）。继续治疗一个月后即告痊愈，溃疡完全愈合，可以正常穿鞋走路。

讨　论

糖尿病足是糖尿病中、晚期的一种难治的并发症，西医治疗本病，主要是控制、降低血糖（如应用胰岛素等）和使用抗菌素治疗，局部处理亦主要是清创和使用一般消毒剂，只能起表面杀菌作用，而难以从根本上改善和促进愈合。待发展到晚期，就只有手术截肢，给患者带来极大的身心痛苦。

中医运用辨证论治方法诊治此病，主要以活血通络或养阴益气、活血化瘀为主法，兼以滋补肝肾和清热解毒等。如已形成溃疡，多按“阴疮”辨证，施以维脓长肉之膏、丹，亦以扶正祛邪为治则，每可取得较好的疗效。尤其是在发病早期，效果更为显著，常可迅速消散，终止其进一步发展。

比较中、西医治疗本病的不同之处，主要是：西医侧重于原始病因（如血糖升高）和外部的病因（如病菌感染），而中医的辨证论治则注重当前的具体病情，如不管糖尿病的始动病因如何，既已形成溃疡，主要矛盾就集中到溃疡上面了。这时如仍把主要精力放在降血糖上，已不能令溃疡愈合，而只能起辅助作用。当务之急是活血通络，即使用西药治疗，也应考虑应用扩张脉管的药物。苏老大夫治疗本病，首先使用的就是活血通络和活血化瘀药物。当然，处方中也选用了一些有降血糖作用的中药，如：苍术、泽泻、人参、山茱萸、黄连等，但主要还是以疏通气血为主。外用药则是去腐生肌，亦符合扶正祛邪的原则。与西药雷凡诺沙条相比，雷凡诺只有杀菌作用，而不能促使其生肌长肉，故等于只有一条腿走路。而中医外治法是去腐、生肌兼顾并用，等于两条腿走路，其优越性是显而易见的。当然，如果是单纯病菌感染，只要是敏感菌珠，西医之抗菌素疗法也足以将病菌杀死，因而迅速结束“战斗”而告痊愈，但糖尿病足则主要是供给足部营养的动脉血管发生了病变（增厚、狭窄或阻塞），因而引起溃疡、坏死，即使有感染也是继发的。在这种情况下，抗菌药物就难以发挥其作用了。实践证明：中医这种扶正祛邪，去腐生肌的思路是正确的，传统中医药疗法是有效的，辨证论治的诊疗方法是经得住实践考验的。最近北京宣武医院血管外科，通过血管造影，发现糖尿病足患者自股浅动脉以下血管闭塞，足背动脉搏动消失。经采用自身血管移植搭桥，恢复了足背动脉搏动，并促进足部溃疡痊愈，这说明西医也发现了脉络不通在糖尿病足发病中的作用，这当然是可喜的。但同时又是以去掉身体其他部位的静脉或动脉为代价，这也是不得已的一种办法。本组前几个病例未进行足背动脉的脉搏检查，是不足之处。后一例虽然足背动脉短期内并未恢复，但从足部较前温暖及溃疡愈合来看，至少是促进了侧肢循环的改善。而且远期观察，在注意防护和继续治疗原发之糖尿病的情况下，也很少出现复发。当然因观察例数较少，尚不能遽下结论，但起码近期疗效是肯定的。今后尚应通过血管造影或红外线辐射检查等进一步加以验证。

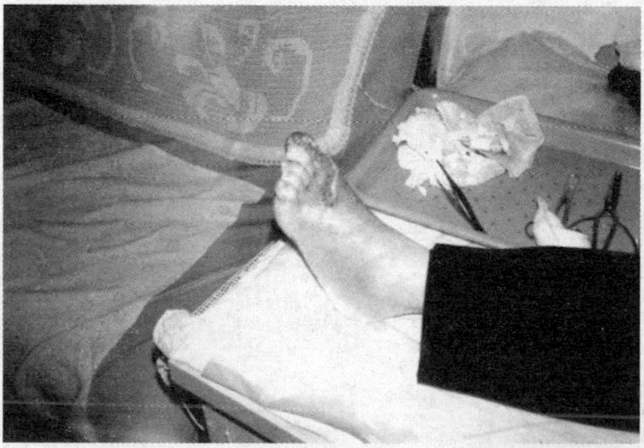

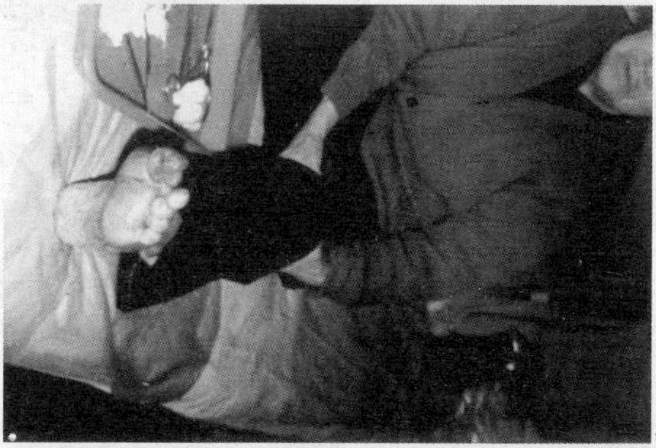

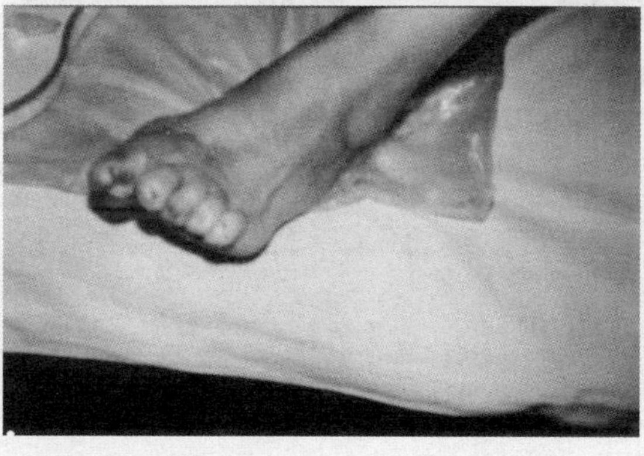

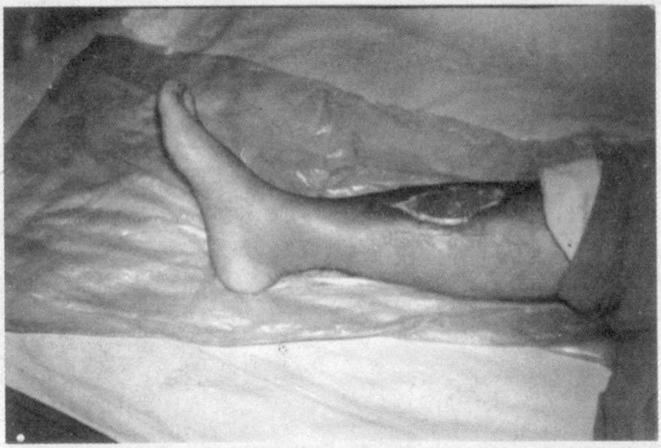

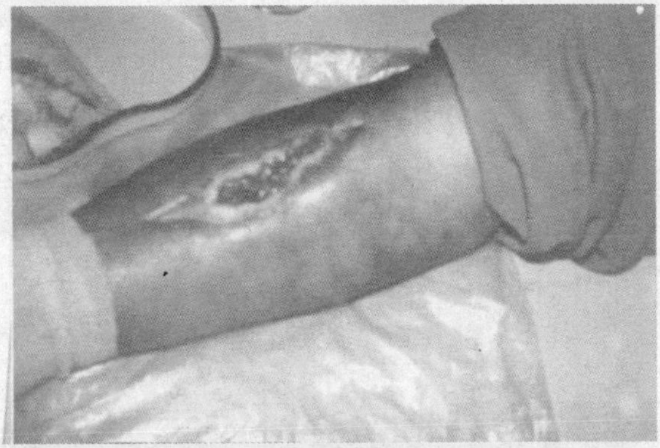

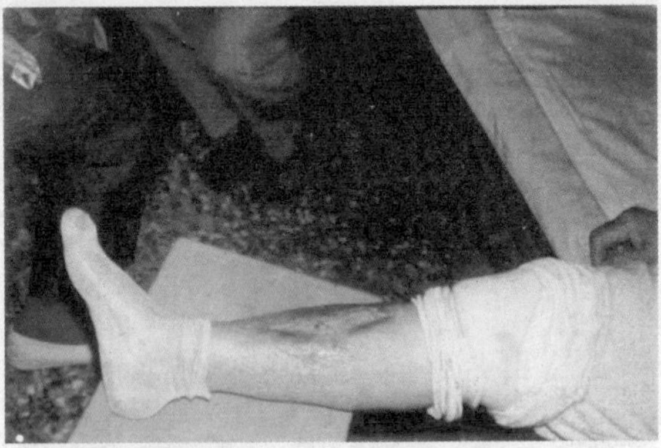

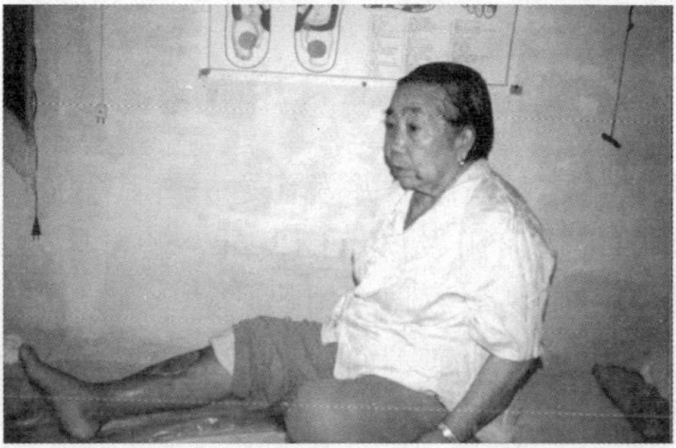

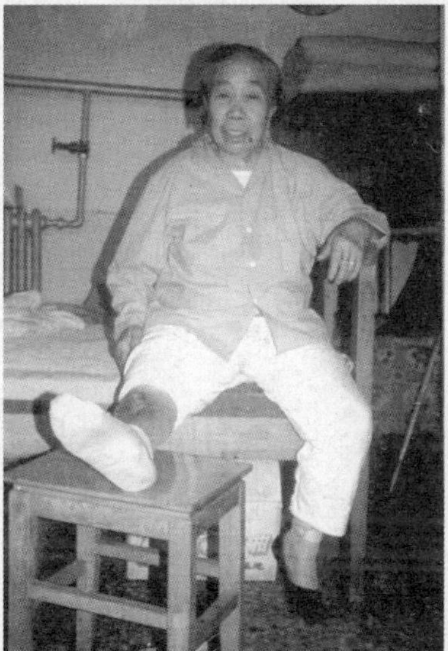

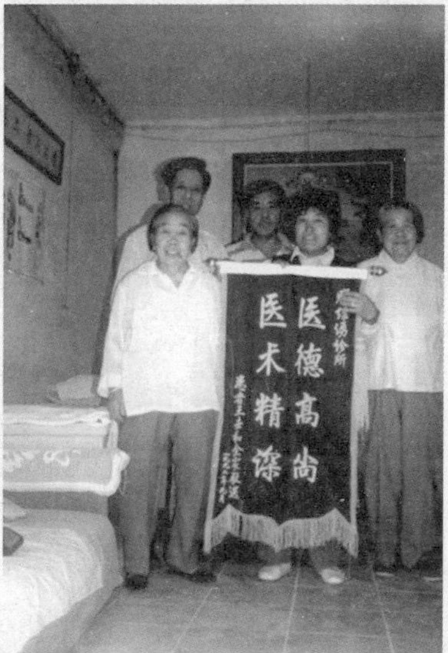
医德高尚
医术精深

结　　语

糖尿病足属于糖尿病并发症之一。其发病原因，除前面提到的气血瘀阻及脉管闭塞外，还常因足部发凉、麻木，病人每用热水烫脚或用热敷灵、理疗等，而患者因同时伴有末梢神经损害而痛、热觉减退，故极易引起烫伤或擦伤，也是糖尿病足诱因之一。故从预防角度来看，当糖尿病人出现下肢发凉及知觉麻木时，就应及早治疗，通过活血通络、养阴益气等进行矫治。而一旦发现糖尿病足后，就应内外科结合，尽早积极治疗，才能力争挽救病足，避免截肢之苦。在这方面，传统中医药具有很大的优势，只要早期发现，并处理得当，每能取得良好的疗效。

按：生肌玉红膏原方出自陈实功《外科正宗》，苏氏祖传配方加以改良，减去轻粉、甘草，而加儿茶、乳香、没药、冰片，活血生肌之功更佳。消毒紫金丹主要成分为轻粉、雄黄、红升丹、冰片、麝香，共为极细面，每用微量薄撒，配合生肌玉红膏外敷，对于已破溃之疔毒恶疮、痈疽及顽固性溃疡（主要是阴疮）有去腐生肌之功效。唯紫金丹具有一定腐蚀性，未溃破者不宜应用，且不能多用、单用。按以上膏、丹配方源出河北玉田县马氏、宝坻县苏氏及蓟县鹿氏三家，苏老为第十四代传人。本药如应用得法，对于慢性阴疮确有良好疗效。

2006 年 8 月

动态辨证论治类风湿性关节炎一例分析

北京兴中中医诊所 缐 湧 王宗海（特约）

关键词： 动态辨证论治　类风湿性关节炎

类风湿性关节炎是一种比较难治的慢性病。在西医学上属于结缔组织疾病，或称胶原性疾病，系由于某些诱因导致人体异常免疫反应，即所谓自身免疫性疾病。在中医学上，则属于风湿痹证，但在不同病人和不同的病情发展阶段又可表现为多种证候。因此，在治疗时，必须根据具体病情和证候表现，进行动态辨证论治，而不能单纯地墨守成方，才能取得理想的疗效。

本例分析一例类风湿性关节炎的患者，曾经用过各种西药，效果不佳。后按中医辨证论治方法，进行动态观察诊疗，取得较显著疗效。现将诊疗经过介绍如下，作为抛砖引玉，藉以说明辨证论治在中医诊疗体系中之地位和作用。

刘某　男　47 岁　初诊日期：2001 年 6 月 5 日

发病经过：1999 年 10 月底于午睡后忽感左臂疼痛，11 月中旬左手腕肿，12 月右足小趾疼痛，2001 年 1 月经协和医院免疫科检查后确诊为类风湿性关节炎。同年

6月因高热40℃住院，用激素治疗，每日5片。以后一直服用激素维持，其间亦试图减量，当减至2片/日时，症状即加剧。2001年3月症状再次加重，血沉高达150mm，类风湿因子滴度1∶256，曾用环磷酰胺化疗3日，仅消肿一天，旋又肿起，痛亦依旧。以后又服用金制剂2片/日，消炎痛2片/日，甲氨蝶呤6片/周。直至上月方停用激素，转请中医治疗。目前症状：周身无力，不思饮食，便秘。周身关节疼痛、僵硬。左前臂不能自由抬起及转动，走路困难、吃力。

检查：面色较晦暗，行走困难，左臂活动受限，腕、踝关节明显肿胀，而肌肉消瘦。脉沉滑数，舌质嫩红，舌苔厚腻。

中医辨证：原有风湿痹证，近因药物伤胃，致湿阻中焦，脾失健运，元气亏损。

治疗方案：1. 停用金制剂、消炎痛、甲氨蝶呤，继续停用激素。

2. 按中医辨证论治方法进行调治。当前宜先健脾利湿、益气扶正，以护胃气，兼以蠲痹通络。

处方：二术各30g　茯苓15g　白扁豆30g　生薏苡30g　白蔻12g　陈皮10g　杭芍30g　葛根15g　鹿衔草15g　络石藤15g　元胡12g　当归15g　赤芍15g　甘草10g　水煎服　5剂

二诊：2001年6月12日，仍纳差，喜流食及青菜，便调，身上关节较僵硬，左肘关节尤著。脉沉滑数，舌稍嫩红，舌心苔稍黄厚。治按前方加减。

苍术 10g　白术 12g　茯苓 15g　甘草 10g　陈皮 10g　白蔻 10g（打后下）　生薏苡 30g　玉竹 10g　元参 10g　麦冬 10g　独活 12g　寄生 12g　续断 12g　牛膝 10g　车前子 10g　防已 10g　生黄芪 40g　建紬 10g　水煎服　7 剂

三诊：2001 年 7 月 1 日仍有纳呆、反胃作呕、口苦，便稍溏。脉弦滑数，舌质粉红，苔黄腻。

证属肝胃不和，脾湿不运。治宜舒肝和胃，健脾利湿。

二术各 15g　茯苓 15g　甘草 10g　生芪 40g　当归 15g　乌药 10g　柴胡 10g　郁金 10g　杭芍 15g　续断 10g　枸杞子 25g　陈皮 10g　法夏 10g　党参 15g　砂仁（打后下）6g　白扁豆 30g　生薏苡 30g　海螵蛸 30g　焦三仙各 10g　7 剂

四诊：2001 年 8 月 5 日　类风湿症，周身关节僵硬酸痛，食欲不振，两足踝肿痛，已一年。近数日右膝关节肿痛。脉沉滑数，舌稍红，舌心苔黄腻。证属风湿之邪缠附筋络，病久肝肾阴虚，气血失运。治宜蠲痹通络、健脾利湿，兼以益气活血、滋养胃阴之品综合调治。方用独活寄生汤合益功散加味。

二活各 12g　寄生 12g　秦艽 10g　威灵仙 12g　防风 15g　狗脊 10g　杜仲 10g　川牛膝 10g　透骨草 12g　伸筋草 12g　当归 15g　生芪 40g　白术 10g　茯苓 15g　党参 15g　陈皮 10g　玉竹 12g　麦冬 12g　生薏苡 30g　白扁豆 15g　车前子 10g　建紬 10g　甘

草 10g　桃仁 10g　红花 10g　7 剂

五诊：2001 年 8 月 12 日　关节疼痛稍减，脉证同前。

前方加熟地 15g，杭芍 15g，枸杞子 25g，茯苓改土茯苓 15g。

六诊：2001 年 8 月 19 日　汗多，心悸（有时脉率达 130/分），感体虚，手、膝仍痛。但上腹已不堵胀，左肘及腕关节已能自行转动（原必须以右手扳之），颈僵感亦大减。证属邪减正虚。仍按蠲痹通络、益气活血之法，唯重用生芪并加生牡蛎治之。

处方：二活各 12g　秦艽 12g　威灵仙 12g　防风 15g（另包，如汗多可减去）　寄生 12g　川断 12g　川牛膝 10g　透骨草 12g　伸筋草 12g　党参 15g　生芪 60g　白术 15g　茯苓 15g　土茯苓 15g　当归 15g　熟地 15g　二芍各 15g　红花 6g　枸杞子 25g　生牡蛎 30g　生薏苡 30g　白蔻 10g（后下）　陈皮 10g　鸡血藤 30g　金银藤 30g　甘草 10g　7 剂

七诊：2001 年 8 月 26 日　心悸出汗已止，腕、膝等关节仍痛，近左膝又肿，波及小腿亦肿，走路乏力。胃胀堵见减，但食欲仍较差。脉滞滑，舌质较暗嫩红，苔白燥。继按前方加桃红四物汤加减。

处方：二活各 15g　威灵仙 12g　秦艽 12g　防风 15g　川牛膝 12g　杜仲 12g　寄生 12g　川断 12g　透骨草 15g　伸筋草 15g　稀莶草 15g　当归 15g　生芪 60g　白术 15g　生地 15g　二芍各 15g　桃仁 10g　红花 10g　枸杞子 15g　金银藤 30g　络石藤 15g　鸡血藤 15g　生薏苡 15g　茯苓

30g　车前子15g　细辛3g　麻黄3g（另包：如多汗、心悸可减去）　甘草10g　建粬10g

八诊：2001年9月2日　左膝肿稍消，但左内侧肌痛肿胀，左踝亦肿痛，自觉发热，但体温不高。查：T：36.3℃，左内侧肌肿硬压痛，左踝肿。脉较洪紧而数，舌淡，苔稍黄。治宜散风解肌、清热蠲痹。

处方：麻黄6g　生石膏30g　防风、防已各15g　金银藤60g　萆薢15g　葛根12g　独活15g　寄生15g　川牛膝12g　茯苓15g　透骨草15g　伸筋草15g　稀莶草12g　当归15g　生芪30g　二芍各15g　生地15g　生薏苡30g　枸杞子30g　桃仁12g　红花12g　公英30g　甘草10g　建粬10g　7剂

九诊：2001年9月9日　上次药后，左腿肌肉及关节肿痛已基本消退，痛亦不显，但两手腕及前臂阵痛兼痒（痛时手发白，静脉亦较平时显现）。脉滞动数，舌淡红，苔薄白。证治同前。

处方：基本同前。

麻黄5g　生石膏15g　防风、防已各15g　细辛3g　金银藤60g　二活各15g　寄生15g　川牛膝12g　透骨草15g　伸筋草15g　稀莶草12g　当归15g　生芪60g　二芍各15g　生地15g　生薏苡30g　枸杞子30g　桃仁10g　红花10g　公英30g　甘草10g　建粬10g　7剂

十诊：2001年9月16日　原已肿消痛减，前几天走路已较灵活，但昨起又痛重，腕、膝、足跟无力。查：脉

浮洪紧数，腕、膝局部触诊发热。证属风湿热痹，前方再加大生石膏及麻黄用量，以助解肌宣痹之力。

处方：麻黄 6g　生石膏 30g　防风、防己各 15g　金银藤 60g　二活各 12g　寄生 15g　川牛膝 10g　萆薢 15g　透骨草 15g　伸筋草 15g　稀莶草 15g　当归 15g　生芪 60g　二芍各 15g　续断 10g　元胡 12g　细辛 3g　苍术 15g　生薏苡 30g　桃仁 10g　红花 10g　甘草 10g　建釉 10g　7 剂

十一诊：2001 年 9 月 23 日　患部关节肿消痛减，仅下午4~5 点时尚感关节发僵，自颈以下全身均不适，到 6~7 点后即自行消失。脉弦动数，舌稍红少苔，有微舌裂。

处方：前方减细辛，加枸杞子 25g，杜仲 10g，元胡改面 5g（分冲），7 剂。

十二诊：2001 年 9 月 30 日　颈有重压感，下午两足肿痛，其他全身均感觉舒适。前方加焦三仙，余同前。

十三诊：2001 年 10 月 7 日　近日阴雨，气温下降，又感颈、肩、手、足掌作痛，踝部无力，头晕。脉滞滑细数，舌嫩红，有舌裂，苔薄白。

辨证：原热痹证候已解，又兼气候阴凉，故治法即须改变。原方减生石膏、葛根、苍术、车前子、加桂枝、桑枝、鸡血藤、威灵仙、秦艽，重新组方如下：

处方：麻黄 5g　细辛 3g　桂枝 10g　防风、防己各 15g　金银藤 30g　鸡血藤 30g　桑枝 15g　二活各 12g　秦艽 10g　威灵仙 10g　杜仲 10g　续断 10g　川

牛膝 10g　生芪 60g　当归 15g　二芍各 15g　枸杞子 25g　生薏苡 30g　桃仁 10g　红花 10g　甘草 10g　焦三仙各 6g　7 剂

十四诊：2001 年 10 月 14 日　近一周来手足安静时已不痛，仅活动后痛，但颈部又强痛，白天嗜睡，口腔糜烂疼痛，便稍干。脉滞弦滑数，脉率 96 次/分，舌淡红，有轻齿痕。手掌发热，治宜酌加清热解毒及活血化瘀之品。

处方：前方减鸡血藤、桑枝、生薏苡，加金银花 30g，公英 30g，菊花 10g，丹参 10g，川芎 10g，焦三仙各 10g，7 剂。

十五诊：2001 年 10 月 21 日　白天嗜睡已好，夜间眠可，但背冷尿频，而前夜又感足热。手掌心瘙痒。颈仍强痛。脉滞滑细数，舌稍红，有轻舌裂，口腔黏膜发白，唇干裂。甲络微循环滞慢。证属肾阳、肾阴俱虚，兼有气血瘀滞，风湿痹证。治宜养阴扶阳、滋补肝肾、活血益气，兼以祛风、除湿、蠲痹。

处方：桂枝 15g　细辛 3g　菟丝子 10g　金樱子 10g　枸杞子 25g　生地 15g　元参 15g　当归 15g　二芍各 15g　桃仁 10g　红花 10g　丹参 15g　葛根 15g　生芪 60g　党参 15g　二活各 12g　寄生 15g　川断 12g　川牛膝 10g　威灵仙 15g　秦艽 12g　透骨草 15g　伸筋草 15g　稀莶草 15g　防风、防己各 15g　川萆薢 15g　土茯苓 15g　甘草 10g　焦三仙各 6g　7 剂

十六诊：2001 年 10 月 28 日　背冷、手痛已明显好转，但颈仍强痛，足踝痛无力，瘙痒同前，夜尿仍多，

4～5次，白天仅2～3次。脉弦细滑数，舌稍红，裂已见减。甲络微循环滞慢。证治同前。另兼散风止痒。

处方：前方加白鲜皮15g，地肤子15g。

十七诊：2001年11月4日　精神好，自觉周身关节灵活，已不痛，纳极佳，夜尿仍多。脉弦细稍滑数，舌微红，甲络微循环仍缓，但较前有较大改善。

处方：前方减秦艽、防风，加沙苑子15g，杜仲10g，焦三仙10g。

十八诊：2001年11月11日　自觉很好，进餐能自如持碗、刷碗，纳佳。夜尿仍频，3～4次。但已不急。足稍胀，乏力。手发热，脉已不弦细，仅稍滞滑，舌淡红，舌面有少裂纹，甲络微循环仍较慢。

处方：前方去秦艽、防已、焦三仙，加二术各12g。

十九诊：2001年11月18日　自觉良好，各关节（手、足、踝、趾）活动灵活，平时已不痛，但走路时足踝、趾痛。夜尿仍多，6次。手痒见轻。脉弦滑细，舌淡红，有裂纹，苔白润。

处方：前方加生牡蛎30g。

二十诊：2001年11月25日　近颈部又痛，发强。其他关节尚均好，近两日夜尿不多（2次），背部瘙痒亦不明显。脉弦滑细数，舌不红，有舌裂。舌心苔稍黄、厚。

处方：前方减杜仲、丹参、元参、萆薢，加菟丝子，生地改为熟地。

二十一诊：2001年12月2日　晨起颈部发强，活动后约2小时即好。余部尚均好，仅有时稍痛。痒亦不太明显（自觉痒感从骨关节内发出）。脉浮取弦滑细数，中重取滞滑数。舌稍红绛，苔已不厚，甲络微循环仍较慢。

处方：前方去二术，加鸡血藤30g，丹参10g。

二十二诊：2001年12月9日　颈部强痛减轻，间歇出现。其余均平稳，便调。查：脉较滞滑，稍数。舌稍红，已不绛，舌裂轻微。

处方：前方去地肤子，加土茯苓、狗脊、沙苑子。

患者因症状基本缓解，开始恢复工作，为单位看门，此后数月未来就诊。后因外出时不慎跌倒，致股骨颈骨折，遂未再来诊。

讨　论

类风湿性关节炎是一种病情缠绵，颇难医治的慢性病。且往往虚实夹杂、寒热交错和反复发作，时轻时重，并呈进行性发展。而且病情受季节、气候和地域影响较大。因此在治疗时还应根据当时的具体证候表现，进行动态辨证论治，才能收到较好的疗效。

本例在半年的治疗过程中，运用辨证论治方法，先后采用：

1. 健脾利湿、益气扶正，兼以蠲痹通络；
2. 舒肝和胃、健脾利湿；
3. 蠲痹通络、健脾利湿，兼以益气活血、滋养胃阴；

4. 蠲痹通络、益气活血、固涩敛汗；

5. 散风解肌、清热蠲痹；

6. 温经散寒、蠲痹通络、益气养血；

7. 清热解毒、活血化瘀；

8. 调补阴阳、活血益气、滋补肝肾，兼以祛风、除湿、蠲痹，另兼散风止痒。

以上多套治疗方案，其间亦经历反反复复，进展很缓慢，但总的来说还是逐渐好转，呈波浪式前进或螺旋式上升，由原来疼痛难忍，行动困难，左臂及手腕不能自由活动及持碗进餐，到疼痛得到控制，能够自由活动，恢复基本生活、工作能力，说明中医四诊八纲、理法方药的辨证论治方法，确实有其科学性和实用价值。

本文所举医案只是千千万万临床医案之一，且所选方药未必完全精当。其中或有可用、该用而未用者（例如：温里药中之附子、干姜，滋补肝肾及补肾阳药中之补骨脂、骨碎补、巴戟天……，活血化瘀药中之乳香、没药，清热解毒药中之白花蛇舌草等，本例均尚未用过），不该用或可用可不用而多用（所谓滥竽充数）者，亦在所难免。但即使这样，还能取得一定疗效，更说明中医辨证论治的潜力还是很大的，可以说是中国医药学这一伟大宝库中的宝中之宝，确实弥足珍贵，应当继续努力发扬光大，为维护人类健康，解除患者病痛而发挥更大的作用。

辨证施治治愈动眼神经麻痹一例的体会

祁志平（特约） 线 湧

北京东城苏文翰中医诊所 北京100007

摘要： 本文报告运用辨证施治方法治愈动眼神经不全麻痹一例的体会。本病发病原因有继发性和原发性。在治疗上文献报告多以针灸、推拿及活血化瘀方剂为主，本例患儿无血瘀征象，而有阴虚内热及感受风寒之病史。由于邪风入内，寒热相搏，导致经络阻痹。经按中医辨证论治方法治疗，虽未用任何活血化瘀药物，亦很快痊愈。由此可见中医之辨证论治方法，不仅限于一方一药。而必须根据实际病情，灵活运用，才能取得理想之疗效。

关键词： 辨证施治 动眼神经麻痹

某学生 女 13岁 初诊日期：2002年6月16日

主诉：左上眼睑下垂二周余。现病史：患儿于17天前突发左上眼睑下垂，并伴有复视，眼球转动亦欠灵活。神经内科诊为动眼神经不全麻痹、颅神经病变，予以强的松，维生素 B_1、B_{12} 治疗无效。神经科建议作MRI检查，除外脑动脉瘤，因家长有顾虑未做。患儿平素易燥热，便秘，贪冷饮及电吹风，病前三天曾去游泳，并练习在水中蹲伏。

查体：左上眼睑下垂，不能睁开，睑裂消失，瞳孔圆，对光反射正常。脉诊：呈动滑数脉象。舌诊：舌红显著，少苔，边有齿痕。

诊断：左动眼神经不全麻痹。

中医辨证：素有阴虚阳亢，肝经蕴热，复感风寒湿邪，邪风入内，寒热相搏，致经络阻痹。

治则：急宜疏散风热，平肝熄风，兼以舒肝理气、养阴益气。

处方：桑叶 15g　菊花 15g　蝉蜕 6g　白蒺藜 10g　天麻 10g　僵蚕 10g　枳壳 10g　郁金 6g　生芪 20g　生白术 10g　升麻 6g　甘草 6g　生地 15g　竹茹 6g

方释：本方是于桑菊饮中选用桑、菊以疏散风热，加蝉蜕、白蒺藜散风明目。天麻钩藤饮中取天麻、牵正散中取僵蚕，以平肝熄风。（未用钩藤、全蝎，是考虑尚无痉搐，可暂不用。未用白附子，是因现证并无寒邪滞留，而表现为热象，故暂不使用温热药。）补中益气汤中取芪、术、甘、升麻以益气升阳，（白术用生不用炒，是除健脾益气外，生白术尚有润肠作用。）并加生地以滋阴润燥，加郁金、枳壳以舒肝理气。总之，是本着有是证用是药的原则，来选方用药，而不拘泥于固定之方药。

疗效观察：服药一剂后，患儿眼睑即稍能睁开，三剂后复查，上睑下垂已恢复3/4，燥热亦见减轻，但仍便秘。查脉象已趋平和，舌红亦大减，苔薄白。原方加玄参 15g 以加强滋阴润燥；加葛根 15g 以助通络升阳。再服二剂后复查（中间参加学期考试，停药二日）：左上眼睑已完全复位，仅微显浮肿，“双眼皮”不如健侧明显。另身心已不觉燥热，唯仍便结。原方去桑叶，枳壳减为 6g，加麦冬 10g，白扁豆 15g，茯苓 15g，陈皮 10g，再服三剂而愈。

讨论：动眼神经麻痹病因有多种，继发性多因外伤、脑动脉瘤或垂体瘤、糖尿病等引起。单纯性动眼神经麻痹则多因感受风热、风寒，或因肝郁气滞、阴虚肝旺或脾虚气陷，也可能是互相夹杂，每例不尽相同。故在治疗上也不能千篇一律，从文献报告来看，除用针灸或推拿疗法外，中药治疗多用血府逐瘀汤或补阳还五汤加减，也有用牵正散或正容汤加味治疗者。本例患儿为 13 岁少年，与成人患者相比，并无血瘀征象，但有明显热象，故方中未用活血化瘀药物，而是以疏散风热、平肝熄风为主，佐以疏肝理气药，并兼养阴益气以扶正。合而为方，以期相辅相成。结果也取得了满意的疗效。由此说明：前人方药的治疗经验固然很重要（因其也是根据对实际病例的辨证施治而总结出来的经验），但在临证时，还必须根据具体情况辨证施治，而不能拘泥照搬。中医的“同病异治”和“异病同治”，及“有是证用是药”，即为此意。

辨证施治是中医诊疗体系中的根本大法，也可以说是诸法中之母法。只要辨证准确，选药精当，多能取得良好的治疗效果。

中西医结合鉴别诊断及治疗肺痈一例的临床体会

北京东城苏文翰中医诊所
王宗海（特约） 线 湧

摘要：本文报告中西医结合诊治肺痈一例的临床体会。着重说明：

1. 在现代医学先进诊疗设备的条件下，仍然需要按照规范的诊疗程序和扎实的基本功，进行综合诊断，而不能单凭一项检查结果便骤下结论。

2. 中医的望闻问切、四诊八纲和理法方药、辨证施治，不仅对诊治慢性病或功能性疾病有效，而且对某些急性病、证也有很好的疗效。如能中西医结合进行诊治，可起互补作用而相得益彰。

关键词：鉴别诊断 基本功 肺痈 肺癌 辨证论治

患者：许先生 男 62 岁 初诊日期：2002 年 9 月 20 日。

主诉：近 20 天来咯吐脓痰及脓血痰。

现病史：素有慢性支气管炎史约 20 年。近 20 天来咯吐脓痰及脓血痰。在本地摄正位胸片示左下肺有块状阴影，CT 片示左肺有边界明显之块状影像，考虑为占位性病变，初步诊断为肺癌，乃来京就诊。经在某大医院做支气管镜检查，未发现明显病灶，仅在稍可疑处取活检，未发现癌细胞，仅见少量炎性细胞。但依据胸片及CT片，仍考虑为肺癌，拟即收住院行手术切除。以后又经数家专科医院会诊，诊治意见皆同。因病家有顾虑，乃请我所会诊。

检查：脉象沉弦滑数，舌淡嫩，苔较黄腻。听诊：心：（-），肺：左下肺有湿性啰音较著，余肺偶闻轻微湿啰音。血压：164/86mmHg。

诊断：从西医辨病角度，根据病史、症状及肺部听诊，并当场观察痰液色泽（为典型之灰黄色浊脓血痰）等，考虑为肺部感染，即肺脓肿早期。按中医辨证则属于痰热壅肺之肺痈。建议检查血象（白细胞+分类）及痰涂片和痰培养。治疗则宜清肺豁痰加清热解毒，兼以益气扶正之法。拟方：千金苇茎汤加味：

芦根15g　茅根12g　桑白皮12g　地骨皮10g　黄芩10g　生薏仁30g　冬瓜子15g　车前子10g　桃仁10g　金银花30g　青连翘10g　公英30g　地丁15g　鱼腥草30g　陈皮10g　法夏10g　沙参12g　桔梗10g　生芪30g　白术10g　焦三仙各10g　甘草10g　生龙牡各30g　炒枣仁30g　3剂，水煎服。

方解

芦根、生薏仁、冬瓜子、桃仁：为千金苇茎汤之主药，清肺豁痰、祛湿化瘀以消肺痈。其中芦根与茅根配伍，一清气分之热，一清血分之热。加车前子是为了增强其利湿化痰作用。

桑白皮、地骨皮：为泻白散的主要成分，加用黄芩以清肺热。未用生石膏是因身无大热，正气偏虚，故不宜用大寒之品。

银花、连翘、公英、地丁、鱼腥草：用以清热解毒、抗菌消炎。

陈皮、法夏：为二陈汤之主药，取其理气、燥湿及化痰作用。

沙参、桔梗：祛痰肃肺，其中沙参又养肺阴，桔梗又宣肺气。

生芪、白术：益气扶正，调动人体自身之抗病能力，即现代医学所说之免疫力，而达扶正祛邪之目的。

甘草：调和诸药，并有抗过敏作用及免疫调节作用。

生龙牡、枣仁：安神定志，用以缓解其精神紧张和保证充足睡眠。

焦三仙：健胃消导，鼓舞胃气。

本方用药较多，是因其病程较长（作为急性感染性疾病来说，20 天已属很长），已经延误治疗，且虚实夹杂，痰湿、伏热胶着，故必须多方配合，运用多个“兵种”，并保证祛邪而不伤正。如果病重药轻，恐很难奏效；或各方面照顾协调不周，又恐犯虚虚实实之忌。因此用药稍多。

另患者前已应用抗菌素类药物严迪（罗红霉素），

未能奏效，故建议改用新一代抗菌药物阿奇霉素，以增强疗效。

9 月 22 日　上午病家属来电，诉患者咯血更多了。余问曰：“是大口吐血还是痰中带血丝？”答曰：“是痰中带血丝”。复问：“是鲜红色血还是暗红色或咖啡色的。”答曰：“是暗红色的，也带有些咖啡色的。”再问：“精神好还是不好？”答曰：“精神很好。”余曰：“这就对了！就是要让它（浊痰）咯吐出来，不然憋在肺里面就坏了。”并嘱其放心，继续服药。

二诊：9 月 23 日　患者上午自肿瘤医院会诊回来，仍根据 X 光片及 CT 片诊断为肺癌，并建议手术。但患者精神很好，自述：服前药后，最初两日咯脓血痰量甚多，有时近咖啡色，兼有暗红色血丝。但自昨后夜起痰已见少，色亦变浅，可见白痰。自觉胸闷大减，呼吸轻松，精神体力转佳。另据本人称：西药仍服用严迪，未改用阿奇霉素。

检查：脉：左沉滞稍数，脉率 84 次/分，右脉沉滞微弦。血压：140/70mmHg。

拟方：前方去车前子，加白花蛇舌草 30g，草河车 15g，卷柏 15g。再服 5 剂。

同时建议补摄侧位胸片及请友谊医院之全国著名影像学专家李铁一老主任会诊。

9 月 24 日　在医院摄正、侧位胸片，X 光科报告已考虑为左肺部炎性改变。

9 月 26 日　李铁一主任会诊。经参照病史、X 光片及CT片，并亲自操机做X光胸部透视，胸透过程还不到一分钟，即诊断为左下肺炎。治疗意见：继续抗菌治疗一周。

三诊：9月28日　咳嗽见轻，脓血痰已消失，现痰白，偶见少量黄痰，另头晕，声哑。

检查：脉滞滑，舌暗淡，苔黄腻。咽绛红，心（－），肺：右下散在湿啰，左肺（－）。

处方：芦根12g　茅根10g　冬瓜子15g　桃仁10g　沙参12g　瓜蒌15g　桔梗6g　牛蒡子12g　黄芩10g　青黛3g　败酱草15g　双花15g　连翘12g　公英30g　地丁10g　鱼腥草15g　陈皮10g　法夏10g　葛根15g　菊花10g　焦三仙各10g　甘草10g　再服5剂。

四诊：10月3日　咳嗽基本已无，仅尚有少量黄痰，但咽干目涩，便稍溏。

检查：脉滞滑，已不数。舌稍淡红，有齿痕，苔黄厚，咽稍暗红。

处方：桑白皮12g　地骨皮10g　冬瓜子15g　桃仁10g　桔梗10g　沙参12g　瓜蒌12g　川贝10g　陈皮10g　法夏10g　茯苓15g　青黛3g　黄芩10g　金银花30g　连翘10g　公英30g　鱼腥草15g　败酱草15g　石斛10g　玄参10g　菊花10g　生芪15g　白术10g　建釉15g　再服5剂。

药后咳嗽及黄痰消失。患者返回河南濮阳调理。一年后来京，自诉一切如常。至今已数年追访仍体健无恙。

讨论

本例咯吐脓痰及脓血痰20天，数家医院根据肺部X光片及CT片均考虑为肺癌，但从发病经过及症状、体征来看，首先应考虑为肺部感染，尤其是早期肺脓肿。按中医辨证则属于肺痈。即或疑为肺癌，也是在肺癌的基础上合并继发感染。故此时急宜抗菌消炎及清肺豁痰，否则急切手术有可能使炎症扩散。而经过上述治疗后，病情迅速缓解，脓痰和脓血痰逐步减少、消失，证实确为炎症引起。由此可见综合诊断的重要性。尤其是临床基本功和正规的诊疗程序，如：西医的详询病史，物理诊断之视、触、扣、听（尤其是视、听，相当于中医四诊之望、闻诊），普通化验检查之血、尿、便、痰常规，以及鉴诊分析；中医之望闻问切、四诊八纲、理法方药等，即使在现代医学已高度发达的今天，也仍然具有重要的意义。不可小看轻视也。

按：本例先服罗红霉素未见效果。加服中药后，未改换抗菌素而收到效果，说明以上症状的改善主要还是中医药发挥了作用。但是否可以说：西药抗菌素一点没起作用呢？笔者认为还不能。凭心而论，尽管服用罗红霉素未见明显效果，但可能还是有一些抑菌作用。因众所周知，肺脓疡的最后结局是形成空洞。而本例发病20天，虽然出现了较多的脓血痰，但还没有形成空洞。只是后来遗留有类似瘢痕灶的影像。以致数月后，做CT

复查时仍考虑为肺癌，这说明西药抗菌素可能起了延缓病情发展的作用，但因其孤掌难鸣，势单力薄，且患者当时免疫力较差，因而未能奏效。经用大剂量中药汤剂荡涤病灶，开门击寇，攻补兼施，将大量病菌及病理产物清除到体外，抗菌素也可以“缓过劲来”，充分发挥其作用，协助中药和人体自身之免疫力，共同对付病菌，从而加速病情好转，并获得痊愈。这就是中西医药结合的优势互补作用。本例虽然采用中医药治疗，但也未停服西药，而且主张还要加强。原因也在于此。两条腿走路总比一条腿走路要好，而且退一步说，即使有时抗菌素对病菌耐药，那也不应因噎废食而根本不用。可以另换其他药。多增加一分保险系数总无大过。总以如何更有利于病人为前提。主要关键在于使用是否得当，不能无原则地滥用，而必须有的放矢。

名列现代中医临床百家之一的余桂清前辈，曾经任中医研究院广安门医院急诊科主任多年，医疗水平很高，就是采用中西医优势互补的策略。笔者曾在1993年全国第一届中医师、中西医结合医师高级进修班上亲聆过余师的讲课，至今记忆犹新。书此亦以纪念这位坚持中西医结合而又不离根本的中医大家。

2005年12月

从一例镜下血尿的诊治经过看微观检测与宏观调控的诊疗思路

张君小儿，女，3 岁，2004 年 12 月 25 日因一周来每早眼睑浮肿，一月前曾有感冒史，至某中医院就诊，查体咽红，心肺（-），舌红，脉滑，尿潜血（+ + +），镜检 RBC6 - 8/HP，WBC0 - 2/HP，诊为急性肾炎，除开中药处方外，专家建议住院，上激素治疗。当天去儿童医院复查尿象：潜血（+），镜检 RBC0 - 1/HP，即转至肾病科专家门诊诊治，当时体检：一般尚好，营养发育中，不肿，双肾扣痛（-），腹软，肝肋下 2cm，质软无压痛。听诊心率 98 次/分，律整，无杂音，肺（-）。临床诊断：镜下血尿、眼睑浮肿待查。为进一步明确病因及诊断，先后在门诊进行了多次检查。计列如下：

1. 血象：WBC 1.0×10^9/L，LYM↑76.8%
   NEU↓20.2%，MXD 2.9%

2. 尿常规：多次复查，一般均为尿潜血（+），有时（+ +），镜下 RBC 0 - 3/HP。

3. 尿 RBC 形态：先后检查 3 次，结果为：

（1）正常 56%，异常 44%（棘状32%，环状12%）

（2）正常 40%，异常 60%（棘状 26%，环状

18%，畸变 16%）

（3）正常 38%，异常 62%（棘状 14%，环状 48%）

3. 尿 Ca：正常，尿 Cr：正常。

4. 中段尿培养：（-），另开导尿培养，因家属不同意未做。

5. 肾功检查：BUN：正常，CR：正常。

6. 肝功检查：ALT↑（76IU/L）、ACT↑（60IU/L）

7. 心电图：TⅢ倒置，TaVF 浅倒置，可疑心电图。

8. 心肌酶 5 项：CK：正常，CK-MB 同工酶：正常，LDH：↑（345IU/L），HBDH↑（302.3IU/L），AST↑（60IU/L）

9. 超声心动：各房室内径正常，房室间临回声连续完整，各瓣膜形态及活动未见明显异常，目前心内结构未见明显异常。

10. 肾 B 超：双肾实质回声未见异常，双肾大小、形态、结构未见异常。

11. 肾小管系列：下列各项均正常。

尿 β_2 微球蛋白（β_2-MG）

尿视黄醇结合蛋白（RBP）

尿 NAG 活性

尿 α_2 巨球蛋白

尿微量 IgG

尿微量白蛋白

下列临床免疫学检验：

12. 抗溶血性链球菌“O”：正常（<25IU/L）

13. 三种病毒抗体测定：

EBV－IgM（－），－IgG（－）

CMV－IgM（－），－IgG（－）

Coxaki－IgM（－），－IgG（+）

14. 乙肝免疫六次测定：正常。

HBsAg：（－），抗 HBs：（+）

HBeAg：（－），抗 HBe：（－）

抗 HBc－IgM：（－）

15. 甲、乙、丙、丁、戊型肝炎免疫测定：正常。

HAV－IgM：（－），HCV－IgG：（－）

HDV－IgM：（－），HDV－IgG：（－）

HEV－IgM：（－），HEV－IgG：（－）

16. 肺炎支原体抗体 IgM：（－）

17. C 反应蛋白（CRP）：（－）

18. 循环免疫复合物测定（CIC）：↑28.4（<21RU/L）

19. 补体 C_3：正常，C_4↑0.42g/L，（正常值0.12～0.36）

20. 抗核抗体（ANA）：（－）

21. 抗双链 DNA 抗体：（－）

22. 抗磷脂抗体：IgG、IgM、IgA 型均（－）

23. 抗 β_2GP 抗体：IgG（－）、IgM↑（42.6RU/ml，正常<20）、IgA（－）

24. 狼疮抗凝集物（LAC）：（+）（低阳性）

临床诊断：

2004 年 12 月 27 日：镜下血尿、眼睑浮肿待查。

2004 年 12 月 30 日：水肿待查，泌尿系感染。

2005 年 1 月 1 日：浮肿、心肌损害待查。

2005 年 1 月 6 日：眼睑浮肿待查，心肌 + 肝功受损，待查（Coxaki 感染所致？）

2005 年 1 月 12 日：同前。

治疗：

2004 年 12 月 27 日：力欣素 2 盒。

2004 年 12 月 30 日：低盐饮食观察。

2005 年 1 月 6 日：辅酶 Q_{10} 1 盒/1.0 tid。

Vit. C 0.1 ×50/0.1 tid

百令胶囊 ×1 盒/5 片/日，（分 2、1、2 服）

2005 年 1 月 12 日：百令胶囊 ×2 盒/服法同前

Vit. B – co 1 片 ×40/1 片 tid

Vit. C 0.1 ×50/0.1 tid

肝太乐 50mg ×40/50mg tid

辅酶 Q_{10} 10mg ×60/10mg tid

因经做上述多项检查仍不能确诊，且频繁抽血化验，患儿较难合作，服药亦不见疗效，乃改服中成药六味地黄丸等维持，然微量血尿一直未能消除。

2005 年 6 月 21 日　因复查尿潜血仍有微量，镜检 RBC 2 ~ 6/HP，经介绍至北京医院中医科，张根腾主任处就诊。经查：舌苔薄白，指纹显紫，辨证为阴虚内热，血溢肾络，乃以养阴清热、凉血止血立法处方：

生地6g　丹皮6g　旱莲草10g　茜草10g　仙鹤草10g　槐花6g　车前草10g　白茅根10g　羚羊粉0.3g（分冲）　竹叶6g　7剂

2005年6月29日　同前症，尿潜血微量，镜下RBC 0～1/HP，尿相差镜检：红细胞体积偏小，100%变形，环状，面包圈，球形。

继上方去车前草、竹叶，白茅根宜15g，加小蓟炭6g，连翘10g，7剂。

2005年7月7日　尿常规（－），自觉无特殊不适。

继上方，羚羊粉0.15g（分冲）　7剂。

2005年7月14日　尿常规（－），咽红不适，大便偏秘，余（－）。

生地10g　丹皮6g　旱莲草10g　茯苓10g　茜草10g　仙鹤草10g　槐花6g　双花10g　连翘10g　小蓟炭6g　锦灯笼6g　白茅根15g　7剂

2005年7月21日　尿检（－），舌根部微腻。

继上方去双花，加苧麻根6g　7剂。

2005年7月28日　尿检（－），舌根部白，与前同，大便稍秘。

生地10g　丹皮6g　旱莲草10g　山萸肉6g　茜草10g　仙鹤草10g　小蓟炭6g　连翘10g　白茅根15g　苧麻根6g　7剂

2005年8月4日　尿检（－），苔薄，继上方加双花10g，7剂，隔日1剂。

2005 年 8 月 18 日　脉证同上，尿检（–）。

生地 10g　丹皮 6g　山萸肉 6g　旱莲草 10g　连翘 10g　仙鹤草 10g　苧麻根 6g　茜草 10g　白茅根 15g　茯苓 10g　7 剂，隔日 1 剂。

方解：本方中生地：滋阴凉血。

丹皮：清热凉血，活血散瘀。

旱莲草：凉血止血，滋阴益肾。

茜草：凉血止血，活血祛瘀。

白茅根、苧麻根：凉血止血，清热利尿。

仙鹤草：收敛止血。

竹叶：清热利尿。

车前草、茯苓：渗湿利尿。

羚羊角：清热凉血，平肝潜阳。

疗效观察：自服上述中药后，很快尿中潜血即转阴，晨起眼睑浮肿亦消失。说明中医药辨证论治确有良好疗效。

讨论：从本病例前后诊治经过，可以看出中西医学的不同特色。总体来说，西医重视具体病灶的定位、定性和微观病理变化，而中医则更加注重人体气血阴阳和表里、寒热、虚实等整体的生理病理特征和宏观病理变化。另相对来说，西医更重视诊断，中医更重视临床疗效。

中医也有定位，如脏腑辨证即是，但中医的脏腑辨证也是建立在八纲辨证和气血辨证的基础上的。而且中医的五脏不是单纯的某个脏器，而是包括整个系统的功能，即所谓脏象。在治疗上，西医重视对因治疗，即找出致病原因，予以消灭清除（如各种病菌感染之抗菌消炎）或采取拮抗对策及对症治疗（如高血压或糖尿病之降压、降糖）。这对病因明确并有特效药物疗法的病种来说，确实也常能立竿见影，当时即有显效，但对于病因不明，或尚无特效疗法的疾病（如病毒感染或其他一些疑难病证），就失去了其优势，而中医则因注重整体调节，进行辨证论治，通过扶正祛邪，或纠正其偏盛偏衰，使之恢复正常，故常能取得良好的疗效。

（整理者　北京兴中中医诊所　缐　湧）

2005 年 12 月

下篇

四诊与八纲等辨证体系对应表

内容论点提要

一、为说明四诊与八纲及气血、脏腑、六因等辨证之关系，并说明中医四诊八纲、辨证论治体系之有序性和科学性，同时也是为了回答“中医如何诊病”和“中医诊病有何科学依据”的问题，特编制此表。

二、本表横座标为望、闻、问、切四诊之常见症状、体征。纵座标为八纲辨证和气血、脏腑、六因辨证之主要征象，横纵座标交叉点标以“+”号，提示为该项症状体征之一般征象归属。

三、本表纵座标拟暂设：表、里、寒、热、虚、实、阴、阳、气、血、滞、瘀、风、湿、心、肺、脾、肝、肾、胃等20常项，及“其他”一项。其中除八纲、气血、五脏征象全部列入外，六腑中只标出了胃，六因中只标出了风、湿，余均归属于“其他”栏中，而于相应四诊症状体征之交叉点直书标示。这一方面是表格的长度所限，同时也是为了使表格紧凑，便于参阅。

四、在纵座标中，一方面将诸多征象归于“其他”栏内，而却把气血辨证中之滞、瘀征象列为常项，这是由于气血辨证涉及面广，而且非常重要。气虚、血虚、气滞、血瘀均为最常见的证候，其中虚证已见于八纲，而滞、瘀征象则尚缺其位。若挂靠于“实”，也不够确切。故本表专为之破格立项，以与其实际地位相符。

五、本表纵座标中之表、里兼有外、内之意；寒、热兼有寒邪、热邪之意；虚象兼有亏、衰、弱之意；实象兼有亢、盛之意；滞兼有郁之意。在表述时均可灵活掌握。至于中医之阴阳辨证，亦有广义与狭义之分。广义的阴、阳，主要是两种相对应的生理病理状态，如表里、寒热、虚实、动静、功能与物质、进行性变与退行性变，乃至人体之上下、背腹等，均可分属为阴、阳两类。而狭义之阴阳，则主要是指脏象中的阴、阳征象，尤其是肾、肝二脏中之肾阴虚、肾阳虚、肝阳上亢等，实际上相当于现代医学中之部分内分泌系统（如性腺、肾上腺皮质与髓质、脑下垂体）和植物神经系统（尤其是交感神经系统）。在具体辨证时，应加以区别。

六、在纵座标之脏腑辨证中，五脏之心、肺、脾、肝、肾均不是单纯解剖学概念，而是代表人体各大系统。如果与西医的生理学试相对比的话，“心”就涵盖了循环系统和中枢神经系统中之大脑的功能。“肺”就涵盖了人体的呼吸系统和皮肤、黏膜组织（上皮系统）。“脾”脏则基本代表消化系统的运化功能。“肝”则主要反映植物神经（尤其是交感神经）和外周神经，以及肾上腺髓质的功能。“肾”包括外肾和内肾，分别反映人体内分泌系统中的性腺和肾上腺皮质与部分脑下垂体前叶的功能。

七、本表横座标所列四诊项目，均为一般临床所常见者，用以略示规矩，而不能包罗万象。至于其详尽内容，尚需参照《中医诊断学》及结合具体病情随时增添，方始不致遗漏。

八、一种症状或体征，当与八纲或其他辨证对应时，如可能见于两种征象，则分别标以“+”和“（+）”。如“面色通红”可为温热病之里热证候，故在里、热二项分别标以“+”号，但肝阳上亢患者有时亦可见有面红目赤，故在肝、阳、实（亢）三栏内分别标以“（+）”号，以示区别。

九、如一种症状体征同时含有两种征象，则以“+”和“［+］”分别标示之。如：头重脚轻，证属阴虚阳亢，故在阴、虚项内标以“+”号，阳、实（亢）项内标以“［+］”号，以示醒目。

十、本表内所示征象乃为单个症状、体征的常见属性，当最后确诊时还需综合所有症状、体征，并结合病史进行全面分析、判断。因此这些局部征象均仅作为参考。但从另一方面来看，这些单个症状、体征也不能忽视，因其均为整个病证的组成部分，而且有时往往见微知著。

十一、本表内所示，均为很普通之中医常识，无任何神奇之处。但是二千多年以来，中医就是一步步地靠着这些普通常识，结合临床实践，进行辨证论治，维护了广大民众的身体健康，并不断地总结经验，上升为理论体系，从而推动了中医学的发展。这一点是不容否定的。

至于如何从现代医学角度，对中医的辨证论治诊疗体系加以研究，那就是进一步深化的问题。与理论阐述相比，毕竟诊疗效果还应是更重要的和第一位的。实际在本文中，也就一些临床表现和所属证候的科学内涵，进行初步探讨，作为抛砖引玉。而更多的原理，尚有待于中西医界广大同仁共同努力探索，使之发扬光大。

十二、本表之编制乃为初步尝试。因笔者学识有限，纰漏之处，在所难免。尚望医界同仁不吝批评指证。

四诊与八纲及其他辨证体系对应表

表1 望 诊

望诊	面色										神态					体态				
	红润	通红	颧红	㿠白	苍白	萎黄	黧黑	发青	黄疸 鲜明	黄疸 晦暗	有神	亢奋	萎靡	忧郁	淡漠	匀称	魁梧	肥胖	虚胖	羸瘦
表																				
里		+																		
寒								+		+										
热		+							+											
虚			+	+	+	+	+					(+)	+						+	+
实		(+)										+						+		
阴	○		+					+			○	(+)				○	○			
阳	○	(+)		+			+				○	+				○	○		+	
气	○			+		+					○		+	+	+	○	○			
滞														+	+					
血	○				+	(+)		(+)			○		+			○	○			
瘀								(+)												
风																				
湿									+	+										
心								(+)							+					
肺																				
脾						+							(+)						+	+
肝		(+)							+	+		+		+						
肾							+						(+)						+	(+)
胃																				
其他									胆	胆								痰		

表 1(续)

望诊	唇色					唇质		舌色							舌质				
	红润	红绛	青紫	淡红	苍白	干瘪	干裂	淡红润泽	红	绛	光红	紫	淡白	舌络紫瘀	胖嫩	瘦薄	齿痕	芒刺	裂纹
表																			
里																			
寒																			
热		+					+		+	++								+	
虚				+	++	+	(+)				+		+		+	+	+		+
实		+					+											+	
阴							(+)				+					+			(+)
阳															(+)				
气	○		(+)			+		○							+	+			
滞																			
血	○		+	+	+	+		○				+	+	+					(+)
瘀			+									+		+					
风																			
湿																			
心			+																
肺			(+)																
脾															+		+		+
肝																			
肾																			
胃																			
其他																			

表1(续)

望诊	苔色					苔质							咽诊			甲络诊				
	白	黄	褐	黑燥	黑润	薄	厚	燥	滑	腻	剥	无苔	咽红	暗红	乳蛾	微红络畅	淡白	红绛	紫暗	滞涩
表						+														
里							+											+		
寒	+				++															
热		+	++	+++				+					+		++			+		
虚				[+]				(+)	+		+	++		+			+			(+)
实					+										+					
阴				[+]	+			(+)			+	+		+						
阳																				
气																○				+
滞																				+
血														(+)		○	+		+	+
瘀														(+)					+	+
风													+							
湿	+								+	++										
心																				
肺														+						
脾									+	+										
肝																				
肾																				
胃																				
其他										(痰)			上焦							

表1(续)

望诊	查涕			查痰							查疮疡					
	清稀	较黄稠	黄稀成缕	清稀	少而白黏	痰多白黏	透明黏冻	黄痰	绿脓痰	脓浊或脓血	焮红	暗红	晦暗	稠脓	脓血	疮液清稀
表	+	+		+												
里			+	[+]												
寒	+			+									+			+
热		+	+					+	++	+++	+			+	++	
虚	(+)				+		+		[+]	[+]			+			+
实											+			+	+	
阴					+							±				
阳	(+)						+					±				
气									[+]	[+]						
滞																
血																
瘀																
风	+	+	+													
湿						+										
心																
肺				+	+	+	+	+	+	+						
脾																
肝																
肾							+									
胃																
其他				[饮]	燥	痰										

表1(完)

望诊	查皮肤					查关节			查浮肿				
	斑疹	丘疹	疱疹	荨麻疹	皮炎	红肿热痛	肿胀冷肿	变形	眼睑	颜面	下肢	腹部	全身
表									略—详见释文				
里													
寒							+						
热	++					+							
虚	(+)							+					
实													
阴													
阳													
气								+					
滞													
血	(+)							+					
瘀													
风		+	+	+	+	+	+						
湿		+	+	+		+	+						
心													
肺													
脾	(+)												
肝													
肾													
胃													
其他	温毒	皮	皮	皮	皮燥	痹	痹	痹					

表2 闻 诊

闻诊	闻气息			闻声音						闻气味					闻主诉
	气息匀和	声低息微	声高息粗	咳	嗽	哮喘	嗳气	呃逆	呕哕	酸腐味	口臭	痰腥味	烂苹果味	尿碱气味	略
表													见于消渴病重症	见于肾病晚期，属重症	参见问诊部分
里															
寒															
热											+	+			
虚		+													
实			+												
阴															
阳															
气	○					+	+	+	+						
滞						+	+	+	+	+					
血	○														
瘀															
风															
湿															
心	○														
肺	○			+	+	+						+			
脾															
肝							+	+	+						
肾															
胃								+	+		+				
其他					痰	(痰)			(食)	食		痰			

表3 问 诊

问诊	问寒热						问汗			问头部					问身				
	恶寒	发热	壮热	潮热	五心烦热	寒热往来	正汗	盗汗	自汗	头项强痛	头晕胀痛	头晕目眩	头重脚轻	头昏眼花	周身违和	四肢酸困	腰膝酸软	关节肿痛	肩背酸痛
表	+	+				±				+									
里		(+)	+	+		±													
寒	+					+				+								+	+
热		+	+	+		+	+					+							
虚	(+)			(+)	+			+	+				+	+		+	+		
实			+	+			+				+		[+]						
阴				(+)	+			+					+		¤[1]				
阳	(+)								+		+		[+]		¤				
气														+	¤				+
滞																			+
血														+	¤				
瘀																			
风	+	+								+								+	
湿												+				[+]		+	
心																			
肺																			
脾																+			
肝											+	+							
肾																	+		
胃																			
其他																		痹	经络

注:①¤:指失调,不调和。

表3(续)

问诊	问胸			问脘腹											
	胸闷	心前区痛	胁肋刺痛	胃痛	胃脘胀满	返酸	呕恶	胃灼喜凉	胃寒喜热	隐痛喜按	剧痛拒按	脐部腹痛	右上腹痛	右下腹痛	左下腹痛
表															
里															
寒									+						
热								+							
虚					(+)					+					
实											+				
阴															
阳															
气	+	+	+			+	+								
滞	+	+	+		+	+	+								
血	(+)	+													
瘀	(+)	+													
风															
湿															
心	(+)	+													
肺															
脾					(+)										
肝	+		+			(+)	(+)						+		
肾															
胃				+	(+)	+	+	+	+						
其他				(十二指肠	食							小肠	(胆)	阑尾	大肠

表3(续)

问诊	问饮食						问大便							问小便						
	纳呆	三多消渴	口干思饮	渴不思饮	喜冷饮	喜热饮	便秘	便溏泄泻	水样便	黏液便	脓血便	便中带血	黑便	尿频急痛	尿涩短赤	尿频清长	排尿困难	尿血	余沥不尽	遗尿
表																				
里																				
寒						+			(+)	(+)									+	
热			+		+		+		+	+	++			+	+					
虚	+		(+)	+	(+)	(+)	(+)	+	(+)	(+)						+	(+)		+	+
实			+				+										+			
阴			(+)		(+)		(+)													
阳						(+)		(+)								+	(+)			
气							(+)	+												+
滞	(+)			[+]													+			
血												+	+					+		
瘀																				
风																				
湿				[+]					+	+	+			+						
心																				
肺																				
脾	+			+				+												
肝																				
肾								(+)						(+)		+	(+)	(+)	+	+
胃													+							
其他	食	见消渴证			胃	胃	大肠		小肠	大肠	大肠	痔或大肠	(十二指肠	膀胱	小肠		膀胱	膀胱		

表3(完)

问诊	问视听		问精神					问睡眠				问旧病	问病因	问经治	问妇科	问儿科
	耳聋耳鸣	目涩耳鸣	精力充沛	萎靡不振	倦怠乏力	精神抑郁	精神躁狂	失眠1	失眠2	失眠3	多梦					
表																
里																
寒																
热	(+)															
虚	+	+		+	+				+	+						
实																
阴		+	○							+						
阳			○													
气			○	+		+	[+]									
滞						+	[+]									
血			○	(+)								略	略	略	略	略
瘀																
风																
湿	(+)				[+]											
心							+	+	+	[+]	+					
肺																
脾					+				+							
肝	(+)	+				+										
肾	+	+								+						
胃																
其他							痰火	七情		[火]	七情					

表4 切诊

切诊	脉象																	
	平脉	浮	洪	沉	伏	迟	缓1	缓2	数	疾	长	短	细	微	弱	濡	虚	芤
表		+															+	
里				+	++													
寒																		
热			+						+	++								
虚		(+)				+		+	(+)	[++]		+	+	++	+	+	+	++
实			+															
阴	○						○				○		(+)					
阳	○					+	○				○							
气	○						○	+	(+)	[+]	○	+		+	+	+		
滞																		
血	○						○		(+)		○	+	+	+	+			+
瘀																		
风																		
湿								[+]								[+]	[+]	
心						+				[+]								
肺																		
脾								+								+		
肝																		
肾																		
胃																		
其他																		

表4(完)

切诊	脉象														
	弦1	弦2	实	滑	涩	紧	动	促	结	代	散	危	踉	滞	浊
表															
里															
寒						+									
热				+											
虚		+		(+)				+	+	++	++	++	++		
实	+		+					[+]							
阴		+						+	+		+	+	+		
阳	+							[+]	+	+	+				
气									+	+	+	+	+	+	
滞														±	+
血				(+)	+					+	+		[+]	(+)	[+]
瘀					+								[+]	(±)	[+]
风															
湿															
心							+	+	+	+	+	+	[+]		
肺															
脾															
肝	+														
肾		+													
胃															
其他				痰		痛	惊								食

四诊与八纲及其他辨证体系对应表（释文）

望　诊

面色

1. 润泽或红润：正常人之肤色及面色，因种族而不同。我国人为较黄或较白，并带有润泽或红润，为气血调和之象。

2. 通红：主里实热证，或肝阳上亢。其生理病理机制是：当体内温度过高时，体表血管扩张，皮肤血流量增加，机体表层的散热作用便大大增强。而面部的毛细血管网非常丰富，故更易充血而表现面色通红。另肝阳上亢时，多伴有交感神经兴奋，一方面体内产热增加，同时因皮肤小动脉收缩，动脉压升高，推动血液进入微循环，故亦显面色通红。此外，在炎热季节外界温度过高时，体表毛细血管亦大量扩张，以增加对外散热，因此亦可见生理性之面色通红。

3. 颧红：主阴虚。经曰：“阴虚则内热”，故常伴有五心烦热等。（但高原居民之生理性颧红例外）从现代医学角度来看，是因为交感神经相对兴奋，体内产热较多，同时皮肤小动脉轻或中度收缩，推动一部分血液进入微循环，使毛细血管扩张。而颧部之毛细血管网最为丰富故显颧红或面色潮红。

临床意义：常见于阴虚阳亢患者，相当于西医之植物神经功能紊乱。另亦可见于肺结核之午后潮热及其他低热病人。

4. 㿠白：主阳虚，为阳虚证之特有征象，即面色泛白而略显虚膀（pāng），提示有阳虚水泛征象。这是与贫血或心血虚之面色苍白的不同之处。经曰：“阳虚则外寒”，故常伴有形寒肢冷等。从现代医学观点来分析，其主要病理机制是体内产热减少，基础体温偏低，人体通过皮肤毛细血管收缩来减少散热。此外，因机体交感神经活动减弱，副交感神经占优势，动脉血管紧张度降低，血压亦偏低。而微循环灌注量与一般动脉血压成正比，面部皮肤的微血管反应尤其明显。故因面部之毛细血管网供血不足，而显面部㿠白。

5. 苍白：主血虚。

6. 萎黄：主脾气虚弱，气血不足。

7. 黧黑晦暗：主肾阳衰虚，阴寒内盛。

8. 面青：主阴寒内郁或心血瘀阻、体内缺氧。

9. 黄疸

（1）面目鲜黄（阳黄）：主肝胆湿热蕴阻。

（2）面目暗黄（阴黄）：主肝胆病之寒湿瘀阻。

神态

即精神状态。与人体气、血的功能状态有关。盖气、血为维系人体生命的无形支柱。气血充沛、通畅则生命力旺盛，精神亦健旺。气血亏虚则精力不足，精神萎靡。

精神状态亦与脏腑机能尤其是脾、肾二脏密切相关。因脾为后天之本，肾为先天之本，脾、肾机能健旺则精力充沛，精神亦健旺。反之，先天秉赋不足，后天又失于养护，体质虚弱、精力不足，精神也会萎靡不振。但如精神过于亢奋，则亦属病态，应该适时调整，保持正常和谐状态，才能健康长寿。

1. 有神：主阴阳气血调和，为正常或精神健旺之象。

2. 亢奋：主肝阳上亢或阴虚肝旺。若正常人一时情绪激动或兴奋，则属生理现象。

3. 萎靡：多主气血亏虚，或脾肾二脏亏虚。但亦可因情志或其他疾病困扰所致。

4. 忧郁：主肝郁气滞或思虑过度。

5. 淡漠：主心气郁结。在中医理论中，心脏除主血脉之外，还主神志，（即兼具心和大脑之功能）。心气郁结，则表情淡漠。

体态

1. 匀称：示阴阳气血调和，发育、营养正常。

2. 魁梧：示气血健旺，发育、营养良好。

3. 肥胖：主实证，亦主“痰”（俗谓：胖人多“痰”），可因营养过度，缺乏体力活动，或因体质因素所致。

中医的痰证有广义与狭义之分。此处指广义之痰，系泛指体内各种病理代谢产物或多余的营养物质壅积不化，聚而生“痰”。它既是病理产物，又为致病因素。

4. 虚胖：多属脾气虚或脾肾阳虚。

5. 羸瘦：属虚证。多因先天不足、后天失养，或各种消耗性疾病所致。

姿势：许多疾病可出现特殊姿势，如腹痛之按腹姿势，心绞痛之抚胸等。提示该部位组织或脏器有病痛。

唇色

1. 正常唇色红润，主气血调和。
2. 红绛：主热盛。
3. 青紫：主血瘀、缺氧。
4. 淡红：主血虚。
5. 苍白：主血虚严重，贫血、失血。

唇质

1. 正常唇质润泽。
2. 干瘪：主气血亏虚。
3. 干裂：主热盛伤津或阴虚内燥。

舌色

1. 正常为淡红而润泽。
2. 红：为实热。常伴有舌乳头粗大，或芒刺。
3. 绛：主热盛，常兼有血瘀。
4. 光红：主阴虚内热。常见于高龄老人或久病阴虚。
5. 绛紫：主热重血瘀，或心、肺二脏有气血瘀阻。

6. 淡白：主血虚、贫血。

舌质

1. 胖嫩：主脾气虚或脾阳虚。

2. 瘦薄：多主气阴两虚，或气血亏虚。

3. 齿痕：主脾气虚。

4. 芒刺：主内热盛。

5. 裂纹：主脾虚，或阴虚、血虚。

6. 舌下络脉青紫、瘀张：主血瘀气滞。

苔色

1. 正常为薄白而润。

2. 白苔：除外感风寒表证可见薄白苔外，一般多主寒、湿。

3. 黄苔：除外感风热可见薄黄苔外，一般均为里证、热证。

4. 褐苔：主热证病久较重。

5. 黑苔：主脾胃败坏，病情深、重。如苔黑燥裂为热极津枯。苔黑而滑润为阴寒内盛，阳气衰微。

苔质

1. 正常舌苔为略显薄白，润而不滑，属正常胃气。

2. 薄苔：较明显之薄苔多属表证，或内伤轻证。

3. 厚苔：主里证，提示病邪入里，或有痰饮、湿浊、食滞。

4. 燥苔：舌苔干燥，或因热盛伤津，或因阴液亏耗。

5. 滑苔：苔质水滑，主脾虚湿滞。

6. 腻苔：舌质黏腻，比滑苔之湿浊更重。主脾湿不运、脾为湿困，或内有痰饮。

7. 剥苔或无苔：为味蕾乳头萎缩，主胃阴亏虚。

咽诊

咽为口腔之关隘，饮食、呼吸之通道。咽及扁桃体又富含淋巴组织，为温邪入侵的必争之地，也是人体防卫系统之前沿阵地。叶天士曰：“疫疠秽邪，从口鼻吸受，分布三焦，弥漫神识”。吴鞠通亦曰：“温病由口鼻而入”。而咽、喉则为口鼻之内户，故鼻、咽均为病邪侵入人体之跳板，咽部尤易经常引起急慢性炎症。因此，应该注重对咽部的检查。

1. 咽红：主外感风热或上焦有热，常伴有咽痛症状，相当于急性咽炎，治宜辛凉解表、清热解毒、利咽。但在一般高热时，咽部血管亦可充血发红，却并无咽痛症状，待热降后咽红亦退，则不能视为急性咽炎。

2. 暗红：常伴有咽部不适、刺痒或异物感，主肺阴虚，并多伴有局部血瘀。相当于慢性咽炎。治宜滋阴润燥、清咽活血，或佐以温通药物，并尽量避免吸烟、灰尘、大气污染等外界诱因。有时在慢性咽炎基础上，充血又加重，且出现咽痛，或伴有黄痰，则属于慢性咽炎急性发作，或为亚急性咽炎，亦按急性咽炎施治。

3. 乳蛾：在扁桃体上出现脓点，相当于急性扁桃体炎。主上焦实热。治宜清热、解毒、利咽。

甲络诊

传统中医未将其列入常规检查项目，但在实际临诊时，确有很大实用价值，为一简、便、廉之气血运行及微循环的检查窗口。《中医诊断学》已将其列为常规检查项目，甚是。

1. 微红络畅：甲络微红润、压之回流顺畅，主气血调和。

2. 甲络淡白：主血虚。

3. 甲络红绛：主内热，或有血瘀。

4. 甲络紫暗：西医称为紫绀，主血脉瘀阻、机体缺氧。常见于心、肺疾患。

5. 甲络滞涩：主气血运行不畅，或血液黏稠度高，致血脉瘀滞，微循环障碍。包括气滞血瘀和气虚血瘀。

查涕

1. 清稀：主外感风寒，或素体阳虚之过敏性鼻炎。

2. 黄涕：一般黄稠涕为外感风热，为一般鼻炎。若涕为黄稀成缕，并伴有鼻根、颧骨或眉棱骨痛及压痛者，则为急性副鼻窦炎，属风热内侵。其迁延不愈而转成慢性者，中医称为鼻渊脑漏，常时轻时重，反复发作，较难根治。给患者带来很大苦恼。故应争取在急性期彻底治愈，不能按一般鼻炎来对待。中医药治疗一般用辛夷散或苍耳子散加清热解毒药物，有一定疗效。如能中西结合，配合抗菌素则疗效更佳。但应注意疗程，症状消失后应再继用数日，以防止复发。对病情迁延者，亦可配合理疗“小超”（小型超短波治疗仪），因超短波有较强之杀菌作用，故多有良好疗效。应不拘一格，配合应用，总以有利病人痊愈为要务。

查痰

1. 清稀痰：少量、新患为风寒犯肺。宜用通宣理肺等方药，量多则为外寒内饮。小青龙汤主之。

2. 痰少白黏：主阴虚肺燥，治宜滋阴润燥，沙参麦门冬汤主之。

3. 痰多白黏或白黏沫痰：主痰湿蕴肺。多属脾虚湿泛或脾肾阳虚，因水失运化，聚而生痰。治宜祛湿化痰、健脾益肾，二陈汤加味主之。如兼气虚用六君子汤，阳虚可加桂、附，阴虚用金水六君煎。

4. 黄痰：主肺热，常见于支气管炎或肺炎，及较重之上焦风热、咽炎。

5. 绿脓痰：多属肺热重或邪实正虚，常见于一般肺部感染较重或绿脓杆菌性肺炎。应予重视。治宜清肺化痰、清热解毒，或祛邪扶正。

6. 脓浊痰或脓血痰：属于痰热壅肺，或兼正虚。常见于肺脓疡或支气管扩张，中医属于肺痈。早期肺痈以千金苇茎汤加味，清肺豁痰加清热解毒，有很好疗效。中西结合治疗效果更佳。晚期形成空洞及纤维化后，则较难根除。

查疮疡

中医对疮疡分为阳疮、阴疮。一般急性炎症引起的疮疡属于阳疮，表现为红、肿、热、痛之实热证候，治宜清热解毒。慢性疮疡则称阴疮，辨证多属虚寒。治宜扶正祛邪、托疮生肌。

1. 焮红：主实热阳疮。

2. 暗红：属半阴半阳，或兼有局部血瘀。

3. 晦暗：属虚证阴疮。治宜益气、活血、温阳、解毒，扶正祛邪。

4. 稠脓：属实热阳证。

5. 脓血：属热炽伤络。

6. 疮液清稀：属虚寒阴疮。治宜温经通络、活血益气，并酌加解毒药物，使其由阴返阳，通过维脓长肉，达到最后愈合。

查浮肿

引起浮肿的原因很多，除外感“风邪”外，五脏皆可致浮肿。如：心脏之心衰浮肿，肺脏之肺心病浮肿，脾脏之贫血及营养不良性浮肿，肝脏之肝硬化水肿，肾脏之肾炎、肾变性及肾功衰竭之浮肿皆是。中医辨证亦有不同分属，故诊治方法亦不相同。须详询病史，仔细查看，四诊合参，辨证论治。一般来说，轻度肾病及营养不良性浮肿，多见晨起眼睑浮肿，重者则全身皆肿。心源性浮肿多见下肢，且以下午为重。肝病性水肿多见于腹部，出现鼓胀和腹水。肺心病则可致面部及四肢浮肿。

查关节

1. 红肿热痛：多属风湿热痹。

2. 肿胀冷痛：多为风寒湿痹。

3. 关节变形：风湿痹症日久，气血亏虚，经络不通，导致组织变性、破坏，发生变形。

查皮肤

1. 斑疹：伴发热者多见于急性传染病，为温毒内侵，热在血分。无发热者，多由于脾不统血之血小板减少或过敏性紫癜。前者辨证多属气血亏虚，脾失健运，后者或因血热，或因脾虚。此外药物过敏亦可出现斑疹。

2. 丘疹、疱疹、荨麻疹：伴瘙痒者均属过敏疹，证属风湿水泛，溢于皮肤，治宜散风、止痒、健脾利湿。

3. 皮炎：多属风燥之邪走窜皮肤所致。治宜散风止痒、滋阴润燥。

闻　诊

中医之闻诊一般是指闻（听）声音和闻（嗅）气味，但在实际诊病时，还应包括闻听病人主诉。即病人或病人家属的主动陈述，尤其是引起病人不适的主要症状和时间。医生询问病史也主要是循着这条线索展开的。而且，即使是问诊，也还是通过病人的回答、陈述来完成的。

闻气息

1. 正常人呼吸平稳，气息匀和。
2. 声低息微：主虚证，多为气血或脏气亏虚。
3. 声高息粗：主实证，具体应结合其他各诊确定。

闻声音

1. 咳、嗽、哮喘：皆主肺脏疾病，单纯咳为无痰，嗽为有痰，哮、喘为呼吸困难，气机不畅，系因支气管痉挛狭窄，或黏痰堵塞气道，故发为喘鸣。关于咳之脏腑定位，虽然“五脏皆能令人咳”，但还需通过肺脏。而痰之产生则与脾失运化，水湿停滞有关。至于哮喘，除因肺寒、肺热所致外，肾阳虚衰、肾不纳气，可致虚喘。心力衰竭亦可导致心源性喘息。故均应结合病史仔细分辨。

2. 嗳气：主肝郁不舒，气机不畅。

3. 呃逆：主肝郁不舒，胃气上逆。

4. 呕哕：主肝胃不和，胃气不降，或食积不化，故反胃呕哕。

闻气味

包括病室气味、呼吸气味及分泌物或排泄物气味。

1. 口臭：主胃热或口腔不洁。

2. 酸腐味：主宿食。

3. 痰腥味：主肺部感染，痰浊壅肺。

4. 烂苹果味：见于消渴病重证（糖尿病之酮症酸中毒）。

5. 尿碱气味（氨味）：见于肾病晚期（尿毒症）。

闻主诉

即病人的主动陈述，尤其是引起病人不适的主要症状和时间。其所涉及的内容及范围非常广泛，几乎涵盖了所有疾病的临床表现。但一般均归入问诊的范畴，本表亦从之。应该注意的是：对待病人或病人家属的主诉，要一分为二地来认识。一方面，病人的主诉很可能就是困扰病人的主要病变。但另一方面，由于疾病表现的多样性和病程的阶段性，以及主观感觉的误差，乃至叙述病情时的思想顾虑等，都可能影响到主诉的真实性。例如：早期阑尾炎（肠痈）往往首先出现上腹痛症状，以致可能误认为是胃病。因此，医生必须仔细分辨和详细检查，进行全方位诊断，才能防止误诊。又如：胸痹之心绞痛有时其自觉痛点不在心前区，而在上腹、后背，甚至肩部和牙齿，若不仔细分辨极有可能误诊。如：曾有一例自觉胃痛的患者，去某门诊部就诊，医生未作心电图即诊为胃痉挛，给注射一针阿托品，很快病人即卒死。后经病检为脂肪心，这种案例对于中医也有借鉴意义。

问　诊

问诊方法：除根据患者主诉或病人家属之代诉这条主线展开外，还可根据《十问歌》的问诊程序进行系统询问，藉以全面掌握病情，避免疏漏。在这个问题上，中西医均是一理。

十问歌（据原《十问歌》，本文略有修改）

一问寒热二问汗，三问头身四胸脘，
五问饮食和饥渴，六问下焦询二便，
七问视听揆肝肾，八问精神与睡眠，
九问旧病十问因，历经诊治宜参看，
妇科尤必问经期，先后闭崩量色辨，
小儿患病名哑科，详询病史细查验，
若在温疫流行期，有无接触尤应谙。

附：1.《景岳全书》十问歌原文　张介宾原作

一问寒热二问汗，三问头身四问便，
五问饮食六问胸，七聋八渴俱当辨，
九因脉色查阴阳，十从气味章神见。

2.《医学实在易》十问歌原文　陈修园增修

一问寒热二问汗，三问头身四问便，
五问饮食六问胸，七聋八渴俱当辨，
九问旧病十问因，再兼服药参机变，
妇人尤必问经期，迟速闭崩皆可见，
再添片语告儿科，天花麻疹全占验。

问寒热

（一）问寒：病人感觉恶寒。可有以下几种情况：

1. 表寒证：即外感风寒，除恶寒外，尚有头项强痛或四肢酸痛，脉浮紧。治宜辛温解表。

2. 表寒里热：或称外寒里热，俗谓“寒包火”，症见恶寒、发热，或伴有咽痛、咽红。其脉浮紧而数。治宜解表清热并重。

3. 阳虚证：经曰：“阳虚则外寒”。症见形寒肢冷、恶风、自汗。曾诊一六旬老人，盛夏出户均需戴帽，其阳虚程度可知。治宜温补肾阳，益气固表。

（二）问热：病人主诉发热，亦有表里、寒热之分。

1. 一般发热：多为外感风热，可伴有咽干或咽痛，痰、涕稍黄，舌红，脉浮数。治宜辛凉解表。

2. 壮热：即持续高热，相当于西医之稽留热。伴有口渴面赤，舌红绛，脉洪数。主里热炽盛。治宜解肌发汗，如：白虎汤或麻杏石甘汤。

3. 潮热：有虚实之分，实证潮热热度较高，起伏皆高于常温，相当于西医之弛张热。主正邪交锋，互有进退。虚证潮热，多属阴虚内热，多于午后或夜间发低热，早晨及上午正常。常伴有颧红，盗汗，脉弦细数等。治宜养阴清热。

4. 五心烦热：亦为阴虚内热之表现。尝诊治一例九旬老人，时觉燥热，舌光红，能食冰棍、冰淇淋。有时颜面潮红、五心烦热，服牛黄清心丸后即平复。当为典型之阴虚内热。但应注意阴甚及阳，有时此种病例阳亦不足，只不过有所偏重而已。治疗时应斟酌具体病情调治之。

5. 寒热往来：可伴有口苦、咽干，主半表半里，少阳经证。治宜和解少阳，小柴胡汤主之。

问汗

1. 正汗：一般发热出汗均为实热汗出，通过发汗而降低体温。是一种机体自我保护功能。

2. 盗汗：睡眠时出汗，主阴虚。治宜滋阴潜阳。

3. 自汗：平时出虚汗，活动后尤著，主阳虚。治宜益气固表。

问头身

（一）问头

1. 头项强痛：伴四肢酸痛，恶寒，多属风寒感冒。

2. 头晕胀痛：多属肝阳上亢，高血压症。镇肝熄风汤等主之。

3. 头晕目眩：多属肝经湿热，上扰清阳，相当于西医之美尼尔氏征。系因内耳迷路水肿引起。龙胆泻肝汤主之。

4. 头重脚轻：多属阳盛阴虚、上盛下虚。治宜滋阴潜阳。

5. 头昏眼花：多属气血两虚。治宜补益气血，八珍汤等主之。

6. 头昏目涩耳鸣：主肝肾阴虚。治宜滋补肝肾。

（二）问身

1. 周身违和：主阴阳气血失调，许多疾病初起时，除其他症状外，多有周身不适。

2. 四肢酸困：伴倦怠乏力，多属脾虚湿滞。

3. 腰膝酸软：主肾虚。

4. 关节肿痛：关节冷痛属风寒湿痹。关节热痛则属风湿热痹。

5. 肩背酸痛：主经络不通，寒凝气滞。

问胸脘

包括胸部及脘腹部。

（一）问胸部

1. 胸闷：多属肝郁气滞，或轻度胸痹。

2. 心前区痛：属胸痹。为心脏气血瘀阻，提示冠心病之心绞痛，严重及持续性者，尤应警惕心梗。故应予以足够重视，并积极诊治。另应注意异位性心绞痛，（如反射至上腹、左肩、后背等），防止漏诊。

3. 胁肋刺痛：多为肝郁气滞，相当于西医之肋间神经痛。其特点是在相应肋骨下缘有局限性压痛。服用舒肝止痛丸或针刺内关（令向上传导）有效。但应和早期胸膜炎（悬饮）及心绞痛（胸痹）相鉴别。

（二）问脘腹

1. 胃痛：通称上腹中部作痛为胃痛，多见于胃或十二指肠疾患。一时性者可因受寒、饮食不节引起胃痉挛所致。胀痛则可因食积不化引起，辨证多属肝胃不和或胃寒、食滞。但应注意将一般胃痛与心绞痛及急性胰腺炎等急腹症相鉴别。

2. 胃脘胀满：主食滞不化，或脾胃虚弱，运化失权。

3. 返酸呕恶：多属胃气不降或肝胃不和。

4. 胃灼喜凉：主胃热。

5. 胃寒喜温：主胃寒。

6. 隐痛喜按：多为虚证。

7. 剧痛拒按：多为实证。常为急腹症的表现。

8. 脐部腹痛：提示病在小肠。

9. 右上腹痛：提示病在肝、胆。

10. 右下腹痛：最常见于阑尾炎，中医属于阑肠之肠痈。但需与其他一些急腹症相鉴别。

11. 左下腹痛：多属大肠病变，相当于西医之乙状结肠部位。急性多见于痢疾。慢性者如慢性结肠炎等，应中西医结合做进一步检查。

问饮食和饥渴

1. 纳呆：可因脾胃虚弱，运化无力，亦可因饮食不节、胃有积滞所致。

2. 素嗜冷饮：主胃热，或阴虚。

3. 素嗜热饮：主胃寒，或阳虚。

4. 消谷善饥，口渴多饮：属消渴证，即西医之糖尿病。多因营养过度，饮食厚味引起。

5. 口干思饮：实证为热盛、伤津，治宜清热泻火，虚证属阴虚内燥。治宜滋阴润燥。

6. 渴不思饮：多属脾虚湿滞，水不承津。治宜健脾利湿。

问二便

（一）问大便

1. 便秘：实证多因内有实热，虚证多因气阴两虚。前者治以清热通便，如：承气汤类，或牛黄上清、牛黄解毒丸等。后者则应滋阴润燥，如：增液汤等。另单味元明粉适量（润肠 2～3g，泻下 5～10g）溶水顿服，效亦甚佳。

2. 便溏、泄泻：多属脾气虚或脾肾阳虚。参苓白术丸或四神丸主之。

3. 水样便：或因肠道湿热，或因内有虚寒。致小肠分利功能失调。前者如急性肠炎，后者如小儿消化不良。应分别辨证治之。前者宜清热利湿，后者宜温涩固肠。

4. 黏液便：急性病例多属大肠湿热之痢疾，慢性病例多属大肠虚寒，相当于慢痢或慢性结肠炎。

5. 脓血便：急性者多为赤痢，乃大肠热炽伤络。慢性者则应除外结肠息肉或肿瘤。

6. 便中带血：最常见者为痔疮，但也应注意息肉或肿瘤。

7. 黑便：常伴有胃脘痛史，多属胃脘虚寒兼有溃疡所致，西医称为上消化道出血，以胃或十二指肠溃疡最为常见。应中西医结合进行详查。

（二）问小便

1. 尿频急痛：主膀胱或肾经湿热，相当于泌尿系感染或称尿路感染。治宜清热解毒、利尿通淋。八正散加味主之。但此病易转为慢性，故需治疗彻底，症状消失后仍需服药数日，勿使病情反复迁延。

2. 尿涩短赤：一般认为心经有火，可移热于小肠，引起尿少，尿热赤，同时伴有心烦、舌红，口舌生疮等。导赤散主之。

3. 尿频清长：属肾气虚寒，常见于老年人阳气亏虚者。

4. 排尿困难：中医属于癃闭。分虚实两类，实证多因邪风犯肾，肾之气化功能失调或失司，并多兼有肺卫不宣，致上源水阻，不能下注膀胱，以致尿少、尿闭，并多伴有浮肿，如：急性肾炎。治宜宣肺救肾，散风行水。虚证多属阳气衰微，膀胱收缩无力。男性则常见于前列腺肥大，多因老年肾虚引起。此外，肿瘤亦应警惕。

5. 尿血：中医称为溺血或血淋。病因较复杂，整个泌尿系统如：肾、输尿管、膀胱、前列腺均可发生，其中以肾炎和泌尿系感染最常见。伴剧痛者多为肾或输尿管结石，慢性无痛者应注意肿瘤。

6. 余沥不尽：多属肾关不固，肾气虚寒，常见于老年人阳气虚衰，膀胱括约肌收缩无力。治宜益气扶阳。

7. 遗尿：亦属肾关不固，肾气虚寒。多见于小儿，缩泉饮加味主之。成人则多见于神昏、中风或先天性骶椎裂患者，治疗又当别论。

问视听

视听者，耳目之司也。中医理论认为肾开窍于耳，肝开窍于目。二脏功能健旺，则耳聪目明，反之，则耳聋目瞀。故亦将其列为十问之一。

1. 耳聋耳鸣：实证属于肝经湿热上扰，如：突发性耳聋。伴眩晕者常为内耳之迷路水肿（美尼尔氏症）。治宜清利肝经湿热，龙胆泻肝汤主之。

2. 目涩耳鸣：多属肝肾阴虚，杞菊地黄或明目地黄丸主之。

问精神与睡眠

（一）问精神

1. 精力充沛：精神健旺说明阴阳气血调和。

2. 萎靡不振：多属气血亏虚，参见望诊神色条。

3. 倦怠乏力、四肢酸困：多属脾虚湿重。

4. 精神抑郁：多属肝郁气滞，或思虑过度所致。

5. 精神躁狂：中医多属痰火扰心，情志失常所致。

6. 神昏谵语：多属热入心包，上扰神明。

（二）问睡眠

1. 眠差失眠：多因七情过度、困扰心神，或属心脾两虚，或心肾不交。

2. 多梦：偶尔作梦为正常生理现象。频繁多梦多因思虑过度、心神不安所致。经受惊吓则易为恶梦。

问旧病

相当于西医诊断学之既往史，分析有无前因后果之关系。

问病因

即发病原因。包括外感六淫、内伤七情、饮食起居及工作条件和周围环境等。

此外，对以前的诊治情况，亦应加以了解，作为参考。从前医的诊治中，亦可观察到疾病的发展规律，从中吸取经验教训，而有助于进一步提高疗效。

至于妇科及儿科，因各有其特点，亦应格外注意，才能全面掌握病情进行辨证论治。

切脉诊法（脉诊）

平脉：一息4~5至，相当于每分钟70~80次。不疾不徐，不浮不沉，不大不小，从容和缓，柔和有力。为阴阳气血调和，五脏机能正常之脉象。

浮脉：轻取即现，重按反弱。举之有余，按之不足。主表证，偶见于虚证。具体应视其兼脉而定，如浮紧、浮数、浮洪、浮微，临床意义均有不同。

洪脉：脉势汹涌，来盛去衰。主实热，尤其是外感热证，如：阳明经证或气分热证。

沉脉：浮取轻按不显，沉取重按始著。主里证，有力为里实（如：沉弦、沉滑、沉实），无力为里虚（如：沉弱、沉濡、沉微）。具体亦应视其兼脉而定。

伏脉：重按推筋着骨始得。伏而无力主极虚，伏而有力主病邪侵扰、脉道阻滞、营卫不通。

迟脉：脉搏迟慢，一息三至，约每分钟不足50次左右，主心阳不振，气血虚寒。严重者如Ⅲ度房室传导阻滞，脉搏可到一息二至，（约每分40次以下），称为夺精，属于危候。

缓脉：脉率稍缓，一息四至，相当于每分钟60次左右。如脉象平和有力，属于正常脉象，尤其多见于经常运动者。如脉弛缓无力，则属病脉，多为脾虚湿困所致。

数脉：脉率较快，一息六至。每分钟约100次左右，主热证，数而有力为实热，数而无力为虚热。此外，在贫血、心脏衰弱时，也可见数脉。健康人于运动和情绪激动时，可见生理性数脉。

疾脉：脉来急速，一息7～8至，每分钟110～120次以上。多属热性病阳盛阴竭，或心力衰微，元气欲脱。

长脉：指寸口脉长，超出本位。其长而柔和匀称者，为气血充沛之脉象，《内经》曰：“长则气治”，故称为寿脉。但如长而兼弦、兼硬，指感不柔和者，则属病脉。如：弦、实脉。

短脉：寸口脉首尾俱短，不能满部，《内经》曰：“短则气病”，主气血亏虚。若短而有力，则主气滞血瘀。

细脉：脉径较细，但应指明显。主血虚或阴虚。若细弱无力主气虚血亏，细劲有力主阴虚肝旺，为血管痉挛所致，多呈现为弦细脉象。另有少数人先天血管较细（多见于女性），亦可见较细之脉象，但却匀和有力，如无其他临床表现不应视为病脉。

微脉：脉象极细无力，主气血极度亏虚，为病重的表现。属少阴经证之脉象。治应回阳救逆、大补元气、养阴增液。

弱脉：脉搏弱而无力，多见于沉候，主气血不足。为慢性病中最常见之脉象。

濡脉：原名软脉，脉壁软而无力。主脾虚湿滞。传统认为濡脉为浮细无力，如绵浮水面。但据笔者临床体验，此种脉象甚为少见，相反的沉濡脉象却很常见，且并不兼细，因兼细而弱则为微脉矣。施今墨前辈脉象中亦有“六脉沉软”、“六脉沉软无力”之表述，故濡（软）脉象不必见于浮候。

虚脉：浮取大而无力，按之脉内空虚。为脉管松弛，脉内血液充盈不足所致。常见于热后汗漓体虚，或中暑力竭（热衰竭）。但有时久病体虚亦可见虚脉。

芤脉：浮大中空，如捻软葱。主失血、伤阴。

弦脉：弦脉端直而长，如按琴弦。但在临床上可见有两种类型。一种是肝阳上亢之弦脉，亦即高血压之弦脉，主要为动脉紧张度增加、脉管痉挛所致。另一种是肝肾阴虚之弦脉，相当于动脉硬化，系血管变硬所致。二者之指感有别，前者为有力而劲韧，后者则为坚硬感。辨证既不一样，治法亦不相同。但因高血压与动脉硬化往往互为因果，故二者亦可并见。

此外，诸痛、痰饮亦可见弦脉，系因疼痛或喘憋导致精神紧张，脉管痉挛所致。按现代医学分析，均属于交感神经兴奋所致，但剧痛时多为弦紧脉象。

实脉：三部举按均有力，脉象实大弦长。主实证。为邪气亢盛而正气亦盛，正邪相搏所致。如温邪入里，热蕴三焦，气血壅滞；或肝阳上亢，伴有气滞血瘀；或肝阳亢盛、痰火扰心，发为癫狂等均可出现实脉。

滑脉：指感圆滑流利，主热，或主痰饮，属实证。但在贫血或血浆蛋白低下、血黏度下降时，亦可见滑脉，则属虚证，应加以区分。

涩脉：应指艰涩不畅，主血瘀。若兼弱为气虚血瘀，若兼弦则为气滞血瘀。总是气血不通畅之脉象。

紧脉：状如牵绳、转索。主寒、主痛。浮紧主风寒表证，沉紧主冷痛里证。

动脉：切脉时，指下脉搏有动摇之感，多见于关部，但亦可与弦、滑脉等合成兼脉，如：弦动数、滑动数等。动脉主惊与痛，或崩中。因惊痛均可使心搏加快、加强，导致脉动不安。至于崩中，主要为惊恐所致。与大量失血之芤脉不同。

促脉：目前通行之促脉指“往来数，时一止复来”实际上只是结脉与数脉之复合脉，不应作为基本脉象。而应以《素问·平人气象论》中之“寸口脉，中手促上击者”为正宗促脉。本脉特征是来去急促，应指时间短暂。应用血压计测量可见收缩压升高，而舒张压降低，中间之脉压差增大。西医称此种脉象为水冲脉，亦名陷落脉、速脉或促脉。多因肾阴亏虚、血脉失养所致。相当于现代医学之老年动脉硬化。尤其是大主动脉硬化，使血管弹力及缓冲力降低致脉压差加大，属退行性病变。是预防医学和老年病学的研究课题之一。

结脉：脉律不整，时一止复来，中医称为结脉，最早见于《内经》，《难经》又作了进一步的表述。相当于西医之早搏。按照《内》《难》二经原旨，结脉本无缓数之分，即：没有“脉来缓”之附加条件。本表从《内经》《难经》。偶发性结脉可见于正常人，无太大病理意义。但心阴不足、阴虚阳亢者更易发生。若已有心血瘀阻或心肌损害、且发作频繁或成联律者，则应予以重视。治疗以炙甘草汤主之。此外，根据脉率之缓、数，还可分别按阴盛与阳盛来辨证论治。

代脉：脉律不整，呈规律性缺失。属脏气衰微，心阳不振。相当于西医之心脏Ⅱ度房室传导阻滞。或连续早搏之二联律、三联律。是较严重之病理脉象。

散脉：脉搏浮而极微，飘忽不定，如筝线欲断。属于气血阴阳欲绝之危脉。

滞脉：指感不柔和，而带有微弦、微涩之象。此脉原不见经传，但现代中医临床大家许公岩、麻瑞亭、施今墨等前辈均有本脉之论述或脉案记述。孔伯华前辈亦有相关的论述。本脉属于轻度、不典型之弦脉或涩脉，其特点是稍弦、稍涩，而不如平脉之柔和，是一种介于生理与病理之间的过度脉象。主气郁不舒、轻度肝郁气滞，或血脉流通欠畅。尤常见于亚健康状态。掌握此脉可以见微知著，及时调理康复。在预防医学上有一定之实用价值。

浊脉：指感脉象黏滞，为血脂及血黏度增高之脉象，主食浊内郁。但浊脉常与弦脉或涩脉结成复合脉象，则本脉象即被融合或掩盖。

踉脉：《内经》中有多处提到“乍疏乍数”或“乍迟乍疾”之脉象，并认为是一种危脉。为心脏衰微之象，证属气阴两虚，伴有心血瘀阻。惜此脉未被后世脉书所收录，因而近于泯没。其实这一脉象即相当于现代医学心房颤动之脉象，其特点是心律紊乱，快慢强弱不一。漏掉此脉等于留下一项空白。故予以补录，为简化脉名，暂以踉脉名之，取脉搏踉跄不齐之意，以待同道学者共议。

其他危脉：包括十怪、七绝脉之釜沸、解索、雀啄、麻促、虾游、鱼翔、屋漏、弹石、转豆、偃刀等，或极度散乱，或久方一至，完全失去正常脉象之体状和规律，尽管名称很多，而实质则一，总是极度危殆，气血阴阳欲绝。故统以危脉概括之。至于具体表述时，可仍按原名，或据实陈述，皆无不可。总以积极抢救病人为要务，勿拘泥于取何名称也。

附 录

附录1：脉象分析总表

脉象名称		平	浮	洪	沉	伏	迟	缓	数	疾	长	短	细	微	弱	濡	虚	芤	革
脉位深度	浅		+	+													+	+	+
	深				+	++													
脉搏频率	快								+	++									
	慢						+	±											
脉搏力度	强			+															
	弱													+	+	+			
脉管张力	张																		
	弛																+		
脉管弹性	好																		
	差																		
脉壁硬度	硬																		+
	软															+			
脉壁光滑度	滑																		
	涩																		
脉内充盈度	实																		
	虚																+	+	+
脉径宽度	宽																+		
	窄												+	+					
脉体长度	长										+								
	短											+							
血液黏度	稠																		
	清																		
脉管动势	绞动																		
	摇动																		
脉搏落差	大																		
	小																		
脉律不整 时一止	止无定数																		
	止有定数																		
脉律不整	快慢强弱不一																		
	偶现欲绝																		

（续表）

脉象名称		弦$_1$	弦$_2$	实	牢	滑	涩	紧	动	促	结	代	散	浊	滞$_1$	滞$_2$	冲	乱	危
脉位深度	浅												+						
	深				+														
脉搏频率	快								+	+									
	慢										+	+							
脉搏力度	强	+		+	+	+		+											
	弱						+						+						
脉管张力	张	+						+							±				
	弛												+						
脉管弹性	好					+													
	差																		
脉壁硬度	硬		+													±			
	软																		
脉壁光滑度	滑					+													
	涩						+												
脉内充盈度	实			+	+														
	虚												+						
脉径宽度	宽																		
	窄						+												
脉体长度	长			+	+														
	短								+										
血液黏度	稠													+					
	清																		
脉管动势	绞动							+											
	摇动								+										
脉搏落差	大																+		
	小																		
脉律不整 时一止	止无定数									+	+								
	止有定数											+							
	快慢强弱不一																	+	
	偶现欲绝																		+

附录2：中医之阴阳与脏腑辨证之关系表

表2.1　中医的阴阳与脏腑辨证中之阴虚证候分析

临床表现	一般阴虚属象	各脏阴虚属象				
		心	肺	脾	肝	肾
五心烦热	+					
潮热盗汗	+					
嗜喜冷饮	+					
口燥咽干	+					
两颧潮红	+					
干咳痰黏			+			
形体消瘦	+					
腰膝痛酸	+					
头晕耳鸣					+	+
耳聋目暗					+	+
失眠多梦		+				
烦躁不安					+	
相火妄动						+
阳强遗精						+
月经不调						+
或见闭崩						+
脉弦细数	+					
舌红少津	+					
基础体温偏高	+					
血压偏高	+					

表 2.2 中医的阴阳与脏腑辨证中之阳虚证候分析

临床表现	一般阳虚属象	各脏阳虚属象				
		心	肺	脾	肝	肾
形寒肢冷	+					
喜温向暖	+					
面色皖白	+					
虚胖无神	+					
神疲无力	+					
腰膝酸软	+					
心虚气短		+				
便溏不爽				+		
虚喘流涎			+			
晨泻失关				+		+
经闭不孕						+
阳痿性淡						+
面色黧黑 肾虚极端						+
脉象沉弱	+					
或兼徐缓	+					
舌苔白滑	+					
舌质胖淡	+					
基础体温偏低	+					
血压偏低	+					

附录3：中医之阴阳理论与现代医学体系之关系表

表3.1　中医的阴阳平衡理论与西医神经体液系统之关系（一）

神经体液系统名称	阳性活力特征	阴性活力特征
中枢神经系统	大脑皮层兴奋过程	大脑皮层抑制过程
植物神经系统	交感神经兴奋	副交感神经兴奋
交感－肾上腺髓质系	活跃、兴奋状态	抑制、平静状态
肾素－血管紧张素－醛固酮系	活跃、血流通畅	平静，血流平缓
下丘脑－垂体－生长素系	促进	平抑（通过负反馈而起到平抑作用，下同）
下丘脑－垂体－甲状腺系	促进	平抑
下丘脑－垂体－性腺系	促进	平抑
下丘脑－垂体－肾上腺皮质系	促进	平抑
环磷酸腺苷/环磷酸鸟苷	比值升高	比值降低

注：以上所言活跃、促进或抑制，系指在不同的时间和一定的范围内，人体的神经－体液各系统为适应各种内外环境，而呈现的消长变化和自我调节，属于正常生理现象。作为矛盾双方的阴、阳两类物质和品性，二者既互相矛盾、对立，又互相转化、

制约，共处于一个统一体中。这在西方术语称为正、负反馈，中医术语称为阴阳调和，水火相济。《黄帝内经》曰："阴平阳秘，精神乃治。阴阳离决，精神乃绝。"前者为正常生理状态，后者则为异常病理状态，这16个字言简意赅，高度概括了人体生命活动的客观规律，至今仍奕奕生辉。

表3.2　中医的阴阳平衡理论与西医神经体液系统之关系（二）

神经体液系统名称	阳性活力检测指标	阴性活力检测指标
中枢神经系统	大脑皮层兴奋时脑电波可见快速β波	大脑皮层抑制时，脑电波常呈缓慢α波
植物神经系统	皮肤电升高，体内去甲肾上腺素升高，提示交感神经兴奋	皮肤电降低，体内去甲肾上腺素降低，提示副交感神经兴奋
交感－肾上腺髓质系	体内肾上腺素、去甲肾上腺素升高	体内肾上腺素、去甲肾上腺素下降
肾素－血管紧张素－醛固酮系	体内血管紧张素Ⅱ及醛固酮升高	体内血管紧张素Ⅱ及醛固酮下降
下丘脑－垂体－生长素系	生长激素释放激素（＋） 生长激素分泌活跃	生长激素释放抑制激素（＋） 生长激素分泌下降
下丘脑－垂体－甲状腺系	促甲状腺激素释放激素、促甲状腺激素、甲状腺素、三碘甲腺原氨酸，均相应升高	促甲状腺激素释放激素、促甲状腺激素、甲状腺素、三碘甲腺原氨酸，均相应下降

表 3.2(续)

下丘脑－垂体－性腺素	促性腺激素释放激素、卵泡刺激素、黄体生成素均升高,女性雌二醇、黄体酮升高,男性睾丸酮升高	促性腺激素释放激素、卵泡刺激素、黄体生成素均下降,女性雌二醇、黄体酮下降,男性睾丸酮下降
下丘脑－垂体－肾上腺皮质系	促肾上腺皮质激素释放激素、促肾上腺皮质激素升高,尿 17 羟皮质类固醇升高	促肾上腺皮质激素释放激素、促肾上腺皮质激素下降,尿 17 羟皮质类固醇下降
环磷酸腺苷/环磷酸鸟苷	比值升高	比值降低

注:本表为表(一)之延伸,为各神经体液系统生理变化之客观检验依据。从表中可以看出:以上各项神经体液系统虽均自成体系,但相互间也有横向联系,是互相影响的。例如:生长素系与甲状腺系之间,交感神经系与肾上腺髓质系或醛固酮系之间,交感神经系与甲状腺系之间,乃至肾上腺皮质与髓质之间(通过"容许作用"),均有互相联系和互相影响、促进的作用。

表 3.3　中医的阴阳盛衰理论与西医神经体液系统之关系:阴虚阳亢偏态之病理特征表及示意图

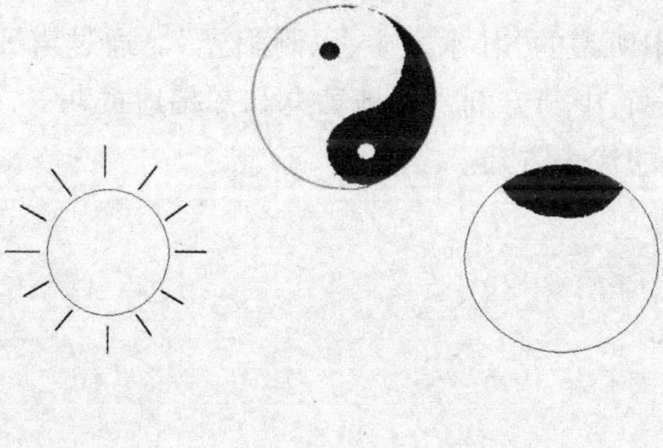

神经体液系统名称	阴虚阳亢偏态之病理特征
中枢神经系统	大脑皮层过度兴奋,抑制活动减弱
植物神经系统	交感神经过度兴奋,副交感神经明显抑制
交感-肾上腺髓质系	活跃,亢进,各级神经体液之负反馈作用减弱
肾素-血管紧张素-醛固酮系	随交感神经活动及循环血量变化而波动
下丘脑-垂体-甲状腺系	活跃,亢进,新陈代谢加速,各级神经体液之负反馈作用减弱
下丘脑-垂体-性腺系	女性:雌激素水平偏高,男性:雄激素水平偏高
下丘脑-垂体-肾上腺皮质系	活跃,亢进,应激能力过强,各级神经体液之负反馈作用减弱
环磷酸腺苷/环磷酸鸟苷	环磷酸腺苷显著上升,环磷酸鸟苷相对减低

注:本表系反映阴阳失衡时的病理变化之一。人体从阴阳调和之生理状态异化为阴虚阳亢之病理状态,原本轴心中正、阴阳调和之太极图形亦变化为轴心偏离、阴虚阳盛的不和谐图形。等于一个偏心圆(轴)。此时即应滋阴潜阳,亦即王冰在《黄帝内经·素问》注文中所说的“壮水之主,以制阳光”。通过辨证论治,使其恢复阴阳平衡,中药方剂六味地黄丸和知柏地黄丸等,就是调节此类阴阳失衡的代表方药。

表 3.4 中医的阴阳盛衰理论与西医神经体液系统之关系：阴虚阳亢偏态之检验指标

神经体液系统名称	阴虚阳亢偏态之检验指标
中枢神经系统	脑电波多见快速 β 波，α 波减少
植物神经系统	皮肤电过高，体内 NA 明显升高，植物神经平衡指数为正值
交感－肾上腺髓质系	体内 Ad、NA 明显升高（可通过血、尿测出）
肾素－血管紧张素－醛固酮系	阴虚内热、体液亏耗时，可见 ALD 低下。肝阳上亢、交感神经活跃时可见 ATII 及 ALD 升高
下丘脑－垂体－甲状腺系	TRH、TSH、T_4、T_3 明显升高（有时 T_4 值低是由于转换为活力更高之 T_3）
下丘脑－垂体－性腺系	女性：E_2 升高，男性：T 升高
下丘脑－垂体－肾上腺皮质系	CRH、ACTH 升高，尿 17－OHCS 升高
cAMP/cGMP	cAMP 明显升高，cGMP 相对降低

注：【缩写语】NA：去甲肾上腺素　Ad：肾上腺素　ATII：血管紧张素 II　ALD：醛固酮　TRH：促甲状腺激素释放激素　TSH：促甲状腺激素　T_4：甲状腺素　T_3：三碘甲腺原氨酸　E_2：雌二醇　T：睾酮　CRH：促肾上腺皮质激素释放激素　ACTH：促肾上腺皮质激素　17－OHCS：17 羟皮质类固醇　cAMP：环磷酸腺苷　cGMP：环磷酸鸟苷

表3.5　中医的阴阳盛衰理论与西医神经体液系统之关系:阳虚阴盛偏态之病理特征表及示意图

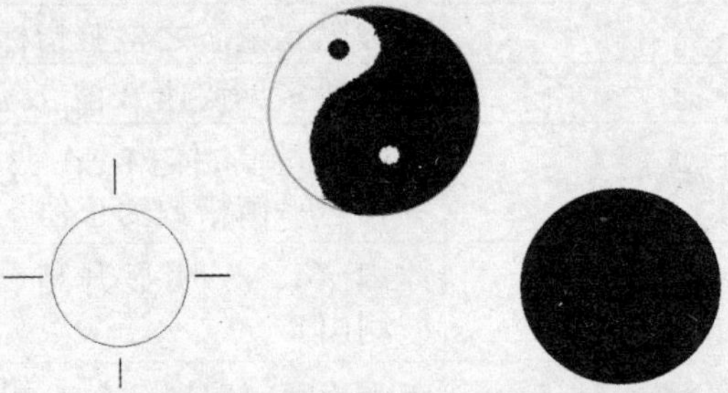

神经-体液系统名称	阳虚阴盛偏态之病理特征
中枢神经系统	大脑皮层兴奋活动减弱,抑制活动占优势
植物神经系统	交感神经活动减弱,副交感神经兴奋
交感-肾上腺髓质系	功能减弱,机体活力下降
肾素-血管紧张素-醛固酮系	随循环血量及交感-副交感神经活动而波动
下丘脑-垂体-生长素系	功能减退,生长发育停滞
下丘脑-垂体-甲状腺系	功能减退,机体新陈代谢下降,并影响儿童发育
下丘脑-垂体-性腺系	功能减退,性功能低下,性发育不良
下丘脑-垂体-肾上腺皮质系	功能减退,机体活力及应激能力全面下降
cAMP/cGMP	二者比值为负值,提示机体活力下降

注:本表系反映人体阳虚阴盛时之病理状态。原本轴心中正、

阴阳调和之太极图形，转化为轴心偏离，阴盛阳虚之不和谐图形。此时即应温补肾阳，亦即晋·太医令王冰在《黄帝内经·素问》注文中说的：“益火之源，以消阴翳”。通过辨证论治，使其恢复阴阳平衡。中药方剂桂附地黄丸、金匮肾气丸和人参鹿茸丸等就是调节此类阴阳失衡的代表方药。

表3.6　中医的阴阳盛衰理论与西医神经体液系统之关系：阳虚阴盛偏态之检验指标

神经体液系统名称	阳虚阴盛偏态之检验指标
中枢神经系统	脑电波多见缓慢 α 波
植物神经系统	皮肤电↓，体内 NA↓，植物神经平衡指数为负值
交感－肾上腺髓质系	Ad、NA↓
肾素－血管紧张素－醛固酮系	ATⅡ、ALD？（尚缺乏相关之检测报告）
下丘脑－垂体－生长素系	GRIH(＋)，GH↓
下丘脑－垂体－甲状腺系	TRH、TSH、T_4、T_3均↓
下丘脑－垂体－性腺系	LRH、FSH、LH↓ 女性：E_2、P↓，男性：T↓，E_2/T 值↑
下丘脑－垂体－肾上腺皮质系	CRH、ACTH↓（如为原发性肾上腺皮质功能减退则可↑）　尿17－OHCS↓
cAMP/cGMP	cAMP↓，cGMP↑，二者比值为负值

表3.7　交感神经的生理作用及其与阴虚阳亢征象之关系

作用靶系	交感神经的生理作用	相应之阴虚阳亢征象
循环系统	心率加快	心悸怔忡
	心搏加强、收缩期血压升高 内脏及皮肤血管收缩、舒张压升高	头晕目眩，脉弦细数
	面部血管收缩、面颊毛细血管扩张	两颧潮红
	口腔血流加速、毛细血管扩张	舌质红绛，苔少或无
呼吸系统	支气管平滑肌舒张	阴虚肺燥，干咳痰黏
	支气管黏膜分泌：α 受体抑制，β 受体分泌	
消化系统	分泌黏稠唾液	口燥咽干，口渴喜饮
	抑制胃肠活动，促进括约肌收缩	便干肠燥
泌尿系统	逼尿肌舒张，括约肌收缩	尿少短赤（尿量、次均少）
眼	瞳孔扩大，睫状肌舒张	喜瞪目远视，泪液相对较少
汗腺分泌	温热性出汗和精神性出汗	手足心及额部出汗或夜间盗汗

表 3.7(续)

作用靶系	交感神经的生理作用	相应之阴虚阳亢征象
全身代谢及相关链接	1. 促进肝糖原分解,产生能量及升高血糖	五心烦热或午后潮热,口渴喜饮、口燥咽干,形体消瘦,腰膝酸痛,头晕耳鸣,脉象弦数
	2. 促进肌糖原酵解,产生能量及乳酸	
	3. 促进脂肪分解为游离脂肪酸	
	4. 促进胰高血糖素分泌,使血糖升高	
	5. 促进甲状腺素分泌,加速代谢及产热	
	6. 促进肾上腺髓质分泌 Ad、NA	
	7. 下丘脑-垂体-肾上腺皮质系:通过"容许作用"保持血管平滑肌对 NA 的敏感度,使血管收缩,血压升高	
	8. 中枢神经系统:大脑皮层兴奋活动增强	急躁不安,失眠多梦

表 3.8 副交感神经的生理作用及其与阳虚阴盛征象之关系

作用靶系	副交感神经的生理作用	相应之阳虚阴盛征象
循环系统	心率减慢	心虚气短,头昏目暗脉弱沉缓
	心搏减弱	
	血液动力不足,面部毛细血管缺血	面色皖白、舌质胖淡
呼吸系统	支气管平滑肌收缩及呼吸肌张力减弱	虚喘—脾肾阳虚
	促进呼吸道黏膜分泌	化生湿痰—阳虚水泛

表 3.8（续）

作用靶系	副交感神经的生理作用	相应之阳虚阴盛征象
消化系统	分泌稀薄唾液	口不思饮，唾稀多涎（老年体虚之人口水常多）
	促进胃肠运动，使括约肌舒张	便溏晨泄
泌尿系统	逼尿肌收缩，括约肌舒张	尿多清长或淋漓不固
眼	瞳孔缩小，睫状肌收缩	眼较畏光，喜闭目养神或眯视
	促进泪腺分泌	老弱之人易“见风流泪”
汗腺		动辄自汗（阳气虚衰，卫外不固）
全身代谢及相关链接	1. 促进胰岛素分泌，使血糖下降	身体虚膀，形寒肢冷，腰膝无力，倦怠懒言
	2. 有抑制甲状腺素分泌作用，使基础代谢及产热降低	
	3. 当副交感神经兴奋时，交感神经及其相关靶系活动受拮抗而减弱，整体代谢活动下降，体内热力不足	
	4. 中枢神经系统：大脑皮层抑制过程占优势	神疲嗜睡

跋

参加工作后我曾一度喜好习练气功，在学习气功的过程中有幸结识了自复兴医院退休的缐湧医生。缐大夫退休后在家中与其他老中医一起合办中医诊所，他诊病不但细致地望、闻、问、切，且认真地视、触、叩、听，由于练功的原故他还有自己独特的信息点划查病方法。我常利用业余时间到他的诊所学医，拜他为师。十几年来我读到他关于生物信息点划、关木通沿革、中医药治疗 SARS 等多篇论文，听到他谈论参加中医学术会议后的感受，在他的悉心指点下我的中医诊疗水平不断提高。

诊治疾病需要医生具备全面的医学理论知识及丰富的临床经验。缐师学贯中西，对基础理论、中医诊断造诣颇深，在几十年的临床实践中对脉象进行了深入研究，退休后勤奋写作，现将其大部分论文著述合成一书出版，多数内容是有关中医诊断方面的。缐师勇于创新，他的浊脉、踉跄脉等填补了脉象空缺。他在书中批评了《脉经》和《濒湖脉学》单纯以脉诊病的误导，对忽视《内经》专宗《脉经》《濒湖脉学》的方法持否定态度，也不抹杀王、李二氏在整理归纳和编写脉书上的功绩。缐师敢于直抒己见，明确表明自己态度，这种不从众、从俗，不迷信权威，唯从临床实际出发的治学精神是非常可贵的。这本书将四诊、八纲、辨证、脉诊编成歌诀，有歌诀、解释、图表、中西医对照，附有病历及体会，相信会对中医同道大有裨益。

线师的《四诊八纲辨证论治歌诀详解》《实用中医脉象歌诀详解》自2005年初稿后一直在不停的补充与完善中，他后又增添了《脉象分析总表》《四诊与八纲及其他辨证体系对应表》《中医之阴阳理论与现代医学体系之关系》等。2009年4月他已出现腹胀、厌食等症状，但他仍然忙于写作及为他人诊治，他像平时那样遇上身体不适就自己到药店购药解决。6月初他因下腹出现包块检查为疝气在复兴医院就诊住院，手术时却发现不仅患有疝气，且已为胃癌晚期，住院半月后去世。

线师为人真诚热心、乐于助人，坚持参加义诊活动，去世后北新桥采风报以《我们身边的共产党员》为题将他报道，亦有记者把他生前事迹写成《一生与医结缘、仁心医德堪赞》一文刊登于8月16日新京报逝者栏目。线师多年来给了我很多帮助，他年事已高仍刻苦钻研、行医济世的精神激励着我既然选择医生为职业就不畏艰辛、勇于进取。他的突然去世令我十分悲痛，曾作词一首以表达心中的缅怀。

六州歌头　献给线湧恩师

随迁内地，祖辈隶镶黄。居菊巷，欣无惘，庆弄璋，二排行。哮喘致身恙，爹多访，深印象，怀理想，魁虎榜，喜登堂。救死扶伤，重任挑肩上，初试锋芒。昔下乡培养，济世玉壶长。手到而康，事传扬。

踵岐轩仰，心明亮，三经畅，八纲张。信息量，圈点状，辨阴阳，著华章。经验交流广，驳浪网，斥唯洋。嗟为向，跟藜杖，得垂襄，获益多方，感德终难忘，谨献心香。愿师乘风降，听唱颂青囊，来格来尝。

王为向

2010年6月

后　记

最近一段时间，中医不科学之论忽嚣于网络媒体，有人要征集万人签名，要求取缔中医。甚至公然提出要修改宪法，其理由就是中医不科学或者是“伪科学”。本歌诀及释文、对应表等的写作，就是要以简明、通俗的语言说明中医“司外揣内”诊病治病的科学基础和科学原理。

举例来说，西医在没有X光检查之前，诊断渗出性胸膜炎，主要是靠普通物理诊断方法。笔者在上世纪60年代随医疗队赴偏远山区巡回医疗时，曾遇一例严重胸憋气短患者，经临床检查分析为左侧渗出性胸膜炎。当时虽无X光设备，但通过视、触、扣、听之缜密检查，确定该侧胸水已占80%，严重压迫心、肺。乃决定穿刺抽液，结果抽出数百毫升，缓解了呼吸困难。这种物诊方法，也可以说是西医的“司外揣内”。若从今天的眼光看来，这算是科学的方法呢？还是不科学的方法，或伪科学的方法？这还是按西医的老方法来诊治。若用古老中医的辨证论治方法，当属悬饮，可用十枣汤加味治之，亦有相当疗效。那么这种更简单的诊疗方法算是科学呢？还是不科学，抑或是属于伪科学？看来，要真正说清科学与不科学的问题，先得为科学的定义正名，即

“科学”定义的本身就应当具有科学性。否则，随便某一年代的某位学者或某些学者，忽然心血来潮，极据自己有限的学识和经验，或者主观的认知为其起草出一个定义，然后就以此作为“科学标准”，其他则一律斥之为不科学或伪科学，这就未免太武断、霸道了，既非学术观点也根本谈不上什么“科学”了。

近些年来，随着各种理化检测方法的增加，有忽视病史采集和一般基本检查的倾向。中医之望、闻、问、切四诊和西医之视、触、扣、听物理检查，在相当程度上被忽视，而偏重于甚至完全依靠化验单和影像学检查。一些中、西医界老前辈对此表示担忧，中医界元老自不待言，西医界裘法祖、高崇基等元老对此亦颇感忧虑。例如：裘老就曾在央视《大家》访谈中讲过一个例子，一位病人因腹部不适来求诊，当裘老为其做腹部检查后，这位患者恭恭敬敬地鞠了一躬，说：“感谢大夫给我摸肚子！”裘老诧异地问他为什么？患者说：“我已经去过5家医院就诊，还没有一位大夫给我摸过肚子，只有您才给我摸肚子，所以我要感谢您。”这一事例确实发人深省。

最近看陕西卫视，在《开坛》栏目中有一场关于中医的讨论。两位嘉宾学者当然都对中医持肯定评价，说得均很中肯。但也有一位参会的年青人说：“要是我选择的话，还是愿意把投资放到西医上，因为像对于强直性脊柱炎，西医能够诊断出来，而中医却不行。”这位学子专门提出强直性脊柱炎，足见此病难治。对此，笔者想非常诚恳地对这位年青人说：年青人，你说的有一定道理，因为现代西医确实对此病有一定的客观诊断依据，如影像学之X光片、实验诊断学之血沉、HLA—B_{27}等。但是，恰恰是西医对此病的治疗颇为棘手，疗效并不好，而且药物副作用很大，对胃、肝、肾均有损害。而我亲见一例确诊为强直性脊柱炎的硕士研究生，用西医疗法不能控制，脊柱明显后突，不能穿西装，夜间痛重不能安睡。后经一位北京中医李金生大夫治疗，用一种自制的深层活血化瘀药酒，遍涂患部，并配合手法推拿及内服中药，三个半月后背部疼痛消失，血沉从70mm下降至8mm/小时，原突出之脊柱明显改善、平展，最后顺利毕业并被上海一家企业聘用，月薪5000元。患者非常满意。此外，笔者本人也亲自参与治疗过一例曾经大医院西医专家治疗近两年无效，生活已不能完全自理，身体非常虚弱的类风湿性关节炎患者，通过动态辨证论治，逐步疼痛得以控制、肿胀消退、功能改善，半年后可以恢复工作上班。这些都是客观存在的实例。我完全不怪这位年青人，相反地，我欢迎其爽直的表态，只是尚未真正看到中、西医的精髓和其各自的长处罢了。

总之，中医通过准确的辨证，然后再通过寒则温之、散之，热则凉之、清之，虚则补之，实则泻之，以及扶正袪邪、活血化瘀、温经通络、蠲痹止痛等一系列的治疗对策，帮助机体使这类失去常态的自身免疫性疾病逐渐恢复到原来的稳态平衡。这就是中医四诊八纲、辨证论治的基本原理，也就是中医科学院陆广莘教授所倡导的生生之道和稳态调节的理论学说。孰谓中医不科学乎？

当然，我们在这方面所做的工作还远远不够，前面要走的路还很长，尤其是如何不拘一格地集中全国各地中医队伍进行整合工作，把各地、各家中医之丰富而宝贵的临床经验（实即医学科学实践）整合集中起来，上升到系统的科学理论，这才是我们应该全力以赴的努力方向。

话题再回到诊断上来，《开坛》讨论中有人提出“像强直性脊柱炎，西医能够诊断出来，而中医却不能。”其实中医早在两千多年前就已经发现了此病，而且有了自己的诊断病名，叫做大偻，见载于我国第一部综合性医书《黄帝内经》之《素问·生气通天论篇第三》，篇中曰：“阳气者，精则养神，柔则养筋，开阖不得，寒气从之，乃生大偻。”由于古代文字书写困难，要用竹、木简雕刻其上，或用笔墨书写在卷帛上，所以古文大多精练，言简意赅。但是“大偻”二字已把本病的主要症状体征描绘出来了，就是严重的脊柱变形、驼背。而且是由于人体阳气不固，外受寒气所引起的病态，而不是一般佝偻病或老年人驼背。上述短短的几句话，包括了外因和内因。从现在流行病学分析来看，本病患者之组织相关抗原 HLA - B_{27} 的阳性率可高达 90% 左右，而普通人群仅 4% ~ 8%，亦充分说明外因为条件，内因为根据。我们能说现代的西医诊断就算是科